Der Ernährungsguide
für Triathleten

triathlon

Susanne Buckenlei
Till Schenk

Der ERNÄHRUNGS GUIDE für Triathleten

spomedis

Vorwort

Ausdauersportler absolvieren hohe Trainingsumfänge, um am Wettkampftag gut vorbereitet an der Startlinie zu stehen. Sie müssen nicht nur die Technik ihrer Disziplin gut beherrschen, sondern auch ein gewisses Ausdauerniveau erreichen und dafür viel Trainingszeit investieren. Als die Sportler mit den höchsten Umfängen gelten Triathleten, die gleich drei Disziplinen trainieren und im Wettkampf nacheinander absolvieren müssen.

Wer viel trainiert, verbraucht viel Energie. Und wer die Energietanks seines Körpers vor der Belastung gut gefüllt hat und sie anschließend mit den richtigen Nährstoffen und auch rechtzeitig wieder auffüllt, legt den Grundstein für eine gute Leistungsfähigkeit. Bei mehrstündigen Trainingseinheiten oder Wettkämpfen kann es sogar schon während der Belastung notwendig sein, Energie zuzuführen.

Unsere Ernährung beeinflusst die Qualität unseres Trainings, die Dauer unserer Regeneration, unsere Leistung im Wettkampf und damit unsere Chance auf eine neue Bestzeit oder sogar eine Podiumsplatzierung maßgeblich. Nicht zuletzt beeinflusst sie auch ganz erheblich unser Wohlbefinden. Grund genug also, sich als

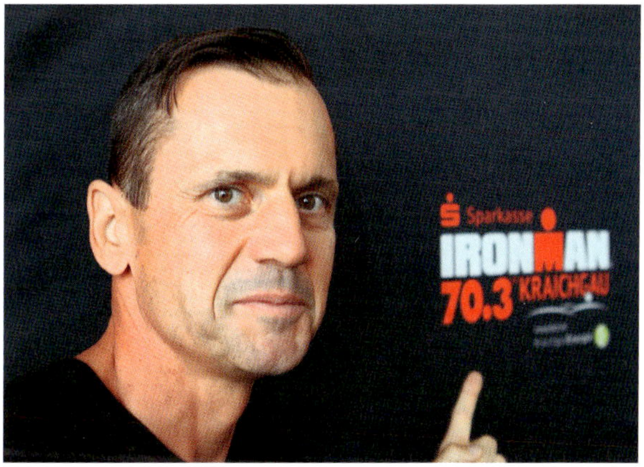

Triathlet mit der Ernährung auseinanderzusetzen.

Doch wie sieht die richtige Ernährung für Triathleten aus? Jedes Jahr sprießen neue Ernährungstrends aus dem Boden und Wissenschaftler veröffentlichen neue Studienergebnisse, die neue Zusammenhänge offenbaren oder längst etablierte Erkenntnisse in anderem Licht erscheinen lassen. Verständlicherweise fällt vielen Athleten da die Orientierung schwer.

Ganz klar ist: Ein Patentrezept für alle Athleten gibt es nicht und die richtige Ernährung ist eine hochindividuelle Angelegenheit. Jeder Mensch ist anders und hat ganz spezielle Bedürfnisse, die von vielen verschiedenen Faktoren abhängen.

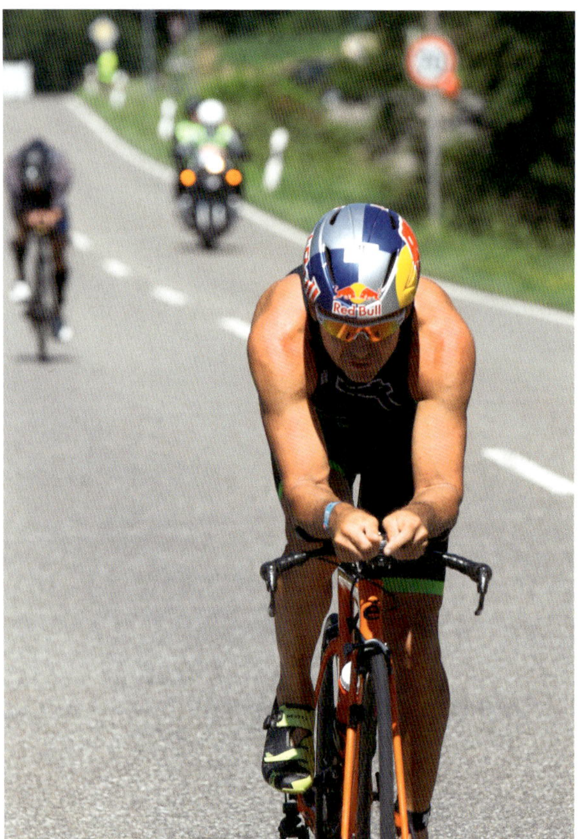

Besonders deutlich wird dies, wenn Unverträglichkeiten ins Spiel kommen. Unverträglichkeiten können nicht nur sehr unangenehme Begleiterscheinungen haben, im Extremfall können sie sogar zu komplettem Leistungsausfall im Rennen führen. Doch wenn Triathleten mit einer Unverträglichkeit genau wissen, welche Lebensmittel es zu meiden gilt und welche Alternativen sie gut vertragen, müssen sie sich nicht eingeschränkt fühlen und können ihren Sport genauso erfolgreich wie alle anderen Athleten ausüben.

Und genau darum geht es bei der Suche nach dem richtigen Ernährungskonzept: Man muss sich mit den Grundlagen der Sporternährung und den eigenen Bedürfnissen auseinandersetzen und auch vieles ausprobieren.

Susanne Buckenlei und Till Schenk schaffen mit diesem Buch eine perfekte Basis dafür. Sie erklären, worauf Triathleten bei der Ernährung achten müssen und wie sie verschiedene Unverträglichkeiten in den Griff bekommen. Machen Sie sich mit den Grundlagen der Sporternährung vertraut und lassen Sie sich von den Rezepten am Ende des Buchs inspirieren!

Viel Spaß und Erfolg bei Training und Wettkampf wünscht

Thomas Hellriegel
Ironman-Weltmeister 1997

Inhalt

Einleitung 11

1 Makronährstoffe und Energiestoffwechsel 15

Kohlenhydrate im Energiestoffwechsel 19
Formen der Energiebereitstellung 23
Proteine im Ausdauersport und der täglichen Ernährung 24
Fette 26

2 Nahrungsmittelunverträglichkeiten 29

Wie erkenne ich eine Unverträglichkeit? 29
Laktoseunverträglichkeit 29
Fruktosemalabsorption 34
Sorbitunverträglichkeit 40
Glutenunverträglichkeit 41
Histaminintoleranz 44

3 Wettkampfernährung 47

Kohlenhydratzufuhr in Training und Wettkampf 47

Organisation und Ausstattung im Wettkampf 50
Eigene Wettkampfernährung 51

4 Flüssigkeitshaushalt 57

Trinken in Training und Wettkampf 59

5 Mineralstoffe und Vitamine 61

Mineralstoffe 61
Vitamine 64

6 Rezepte 69

Scharf macht schnell: Kräuter und Gewürze 69
Rezeptvorschläge für die ganze Saison 70

Frühstück

Amarant und Hirse mit Sojamilch und Früchten 75
Müsli aus Haferflocken, Äpfeln und Karotten 76
Hüttenkäse mit Erdbeeren und Körnermix 79
Pancakes mit verschiedenen Füllungen 80

Suppen

Französische Zwiebelsuppe mit Toast und Käse überbacken 83
Gemüse-Brot-Eintopf mit Ei 84
Haferflockensuppe mit Petersilie 87
Kartoffelsuppe 88
Kürbis-Karotten-Suppe mit Ingwer 91
Minestrone 92
Tomatensuppe mit Zwiebeln und Brotcroûtons 95

Zwischenmahlzeiten

Bohnensalat mit Spargel 96
Brauner Reis mit Rosinen, Nüssen und Staudensellerie 99
Italienischer Nudelsalat 100
Kichererbsensalat mit Tofu 103
Milchshake nach Caroline Rauscher 104

Hauptspeisen

Afrikanischer Eintopf ... 107
Arabisches Gulasch ... 108
Couscous mit Granatapfel, Mandelsplittern und Hüttenkäse ... 111
Gnocchi mit Tofu und Gemüse ... 112
Vollkornpasta mit Kapern und Pesto ... 115
Hackfleisch mit Linsen, Kirschtomaten und Champignons ... 116
Hähnchennuggets auf Salat ... 119
Kartoffelbrei mit Sesamkarotten und Sellerie ... 120
Gedämpfter Lachs auf Salat und gebratenem Gemüse ... 123
Lachs im Blätterteig ... 124
Pasta mit Lachs und Riesengarnelen ... 127
Linsensalat mit Schafskäse und Croûtons ... 128
Ofenkartoffel mit Salat und verschiedenen Toppings ... 131
Pasta mit Kirschtomaten, Rucola und Parmesan ... 132
Quiche mit Roggenvollkornmehl und Ziegenkäse ... 135
Ratatouille mit Pangasiusfilet ... 136
Rindfleischstreifen auf Dinkel und Gemüse ... 139
Risotto mit Speck und Pilzen ... 140
Seelachs mit Tomaten und Mozzarella überbacken auf Couscous ... 143
Grünes Thaicurry mit Gemüse, Mango und Cashewkernen ... 144

Nachspeisen

Brownies ... 147
Tiramisu mit Erdbeeren ... 148
French Toast mit Früchten und körnigem Frischkäse ... 151
Grießbrei mit gekochten Beeren ... 152
Milchreis ... 155
Schupfnudeln mit frischen Früchten ... 156
Smoothie ... 159

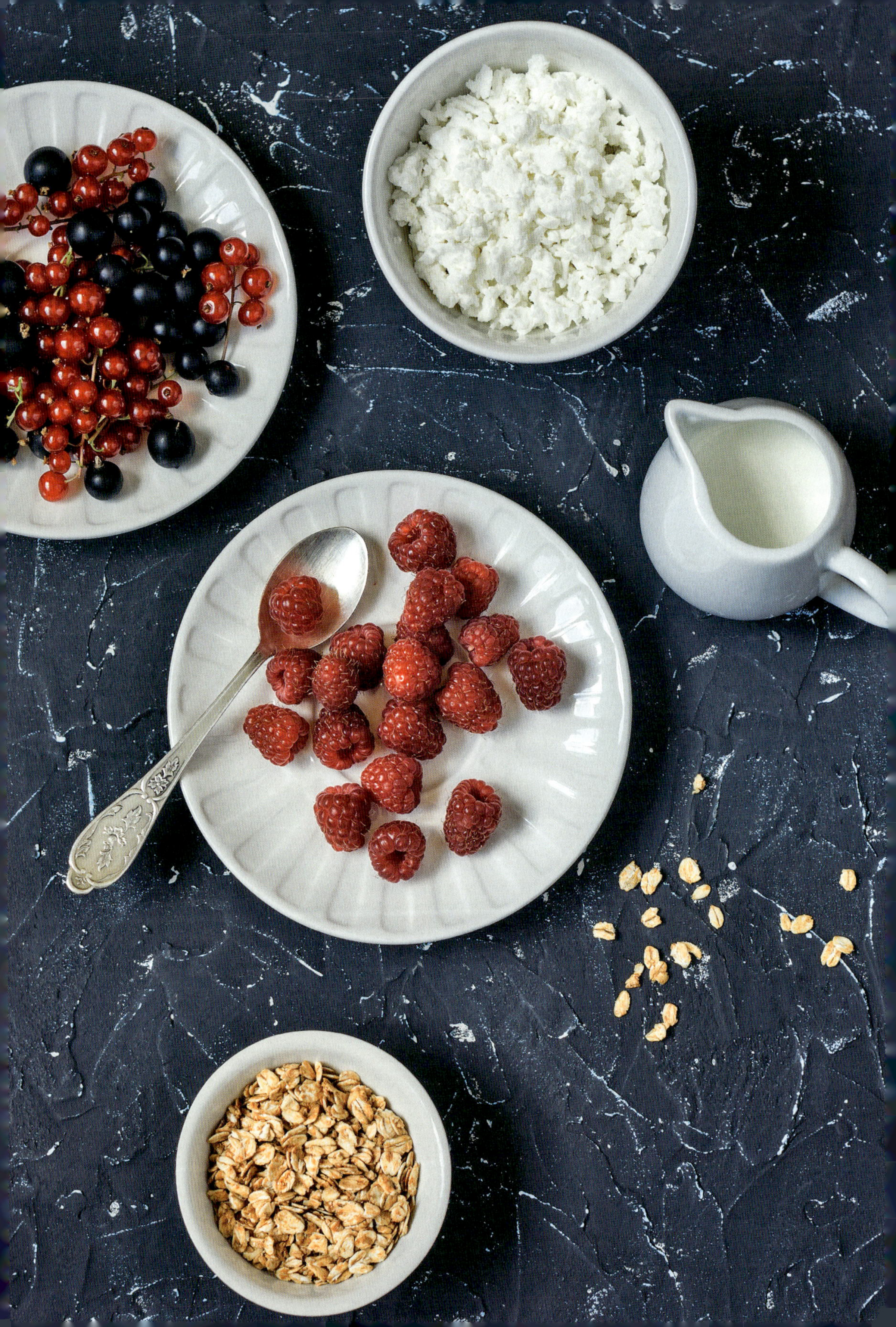

Einleitung

Schon wieder ein Ernährungsbuch für Triathleten? Die Antwort lautet: ja! Nur ist diesmal irgendwie alles anders.

Als aktive Sportler ernähren sich die meisten von Ihnen sicherlich bereits sehr bewusst und versuchen, nach bestem Wissen und Gewissen so gesund und so sportgerecht wie möglich zu leben. Doch nur die Wenigsten haben die Zeit, sich ausgiebig mit all den unterschiedlichen viel gepriesenen Ernährungskonzepten zu beschäftigen. Im ersten Moment klingen jede Diät und jede Ernährungsumstellung sinnvoll, wenn sie nur richtig verkauft werden – und zumeist stellen sich anfangs auch gewisse Erfolge ein. Aber ist eine Low-Carb- und High-Protein-Ernährung wirklich das Wundermittel für Sportler? Zu Beginn purzelt das Fett möglicherweise und das so lange erhoffte Sixpack scheint endlich eine Chance zu bekommen, ans Tageslicht zu treten. Was aber passiert, wenn Sportler eine solche Diät langfristig verfolgen?

Wir haben für Sie ein Buch geschrieben, das sich nicht nur mit unterschiedlichen Ernährungskonzepten und deren Sinn und Unsinn beschäftigt, sondern einen Wegweiser zur idealen Sporternährung schafft, der sich an der Saison eines

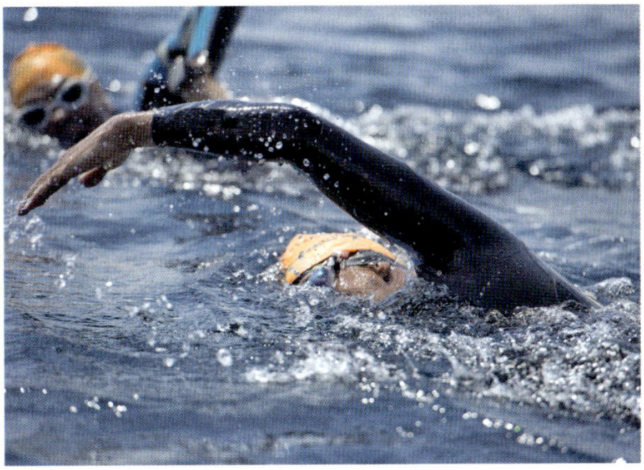

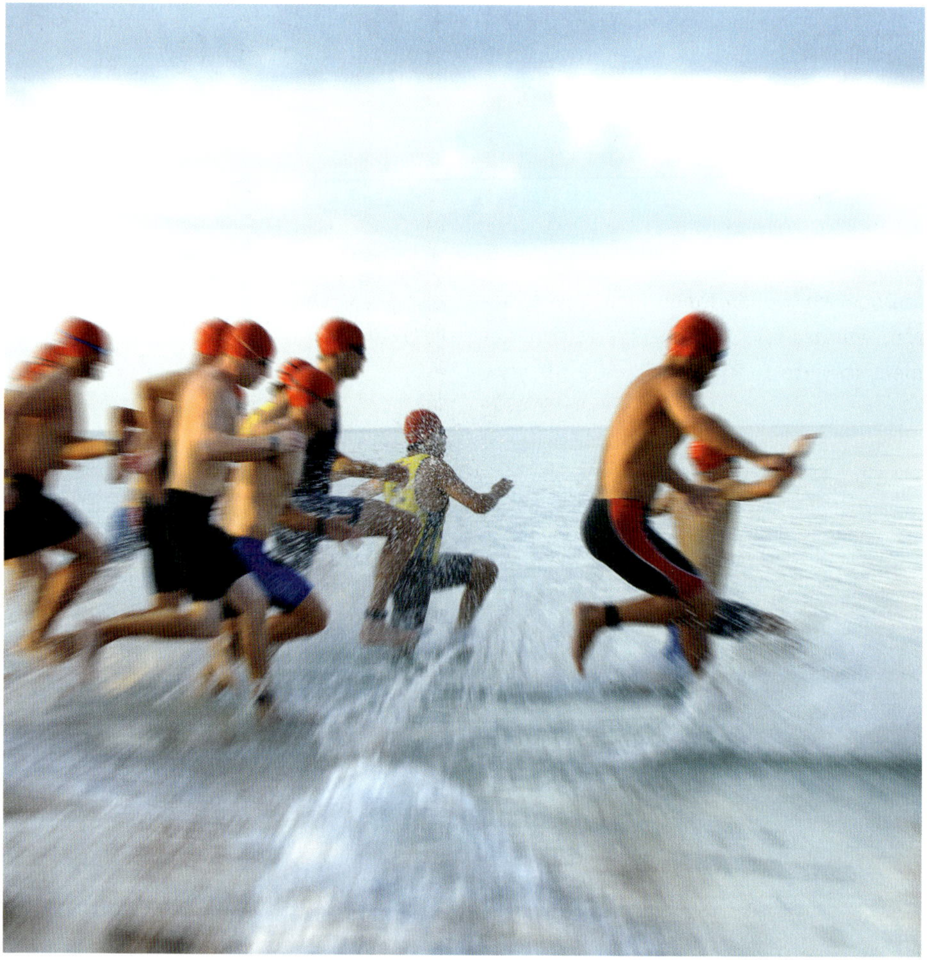

Triathleten orientiert. Wintertraining, Off-Season, die Rennvorbereitung und die Wettkampfsaison: Die verschiedenen Zyklen in der Saison eines Athleten erfordern jeweils eigene Ernährungsausrichtungen. Dieser Ernährungsratgeber zeigt die Unterschiede auf.

Darüber hinaus beschäftigen wir uns auch mit verschiedenen Unverträglichkeiten. Von Laktose über Fruktose bis hin zu Gluten werden alle relevanten Überempfindlichkeiten behandelt – in ihrem Ursprung, ihren Auswirkungen und dem richtigen Umgang damit. Zu häufig haben wir gesehen, dass Athleten den Kopf in den Sand stecken und Unverträglichkeiten einfach hinnehmen oder dass sie die Symptome einer Unverträglichkeit akzeptieren und damit leben, ohne zu wissen, dass sie auf einen Stoff besonders sensibel reagieren. Wussten Sie zum Beispiel, dass Magenprobleme und Durchfall in Rennen häufig durch Fruktose ausgelöst werden? Möglicherweise schon. Aber wie viele wissen auch, dass dieses Problem mit einer kleinen „Wunderwaffe“, die wir im Buch vorstellen, auf einfache Weise gelöst werden kann?

Doch wir wollen Ihnen nicht nur erklären, wie das alles in der Theorie funktioniert, sondern auch Tipps für die praktische Anwendung geben. Dafür haben wir eine große Auswahl an abwechslungsreichen, aber leicht nachzukochenden Rezepten in unseren Ratgeber integriert. Dabei zeigen wir immer wieder auch Alternativen für Sportler mit Nahrungsmittelunverträglichkeiten auf.

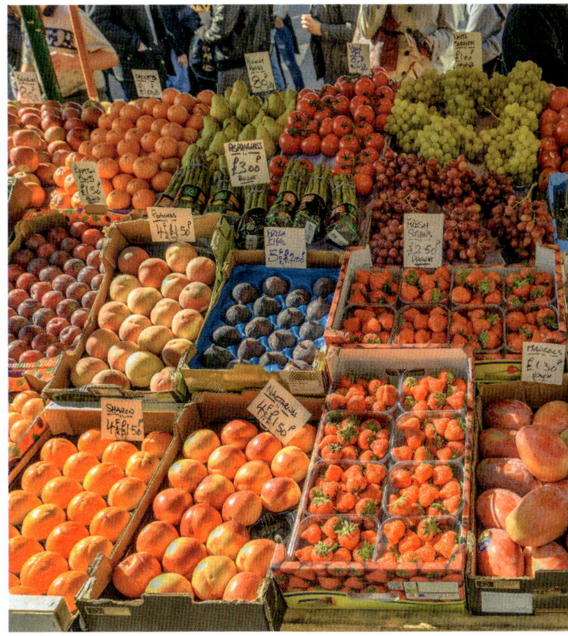

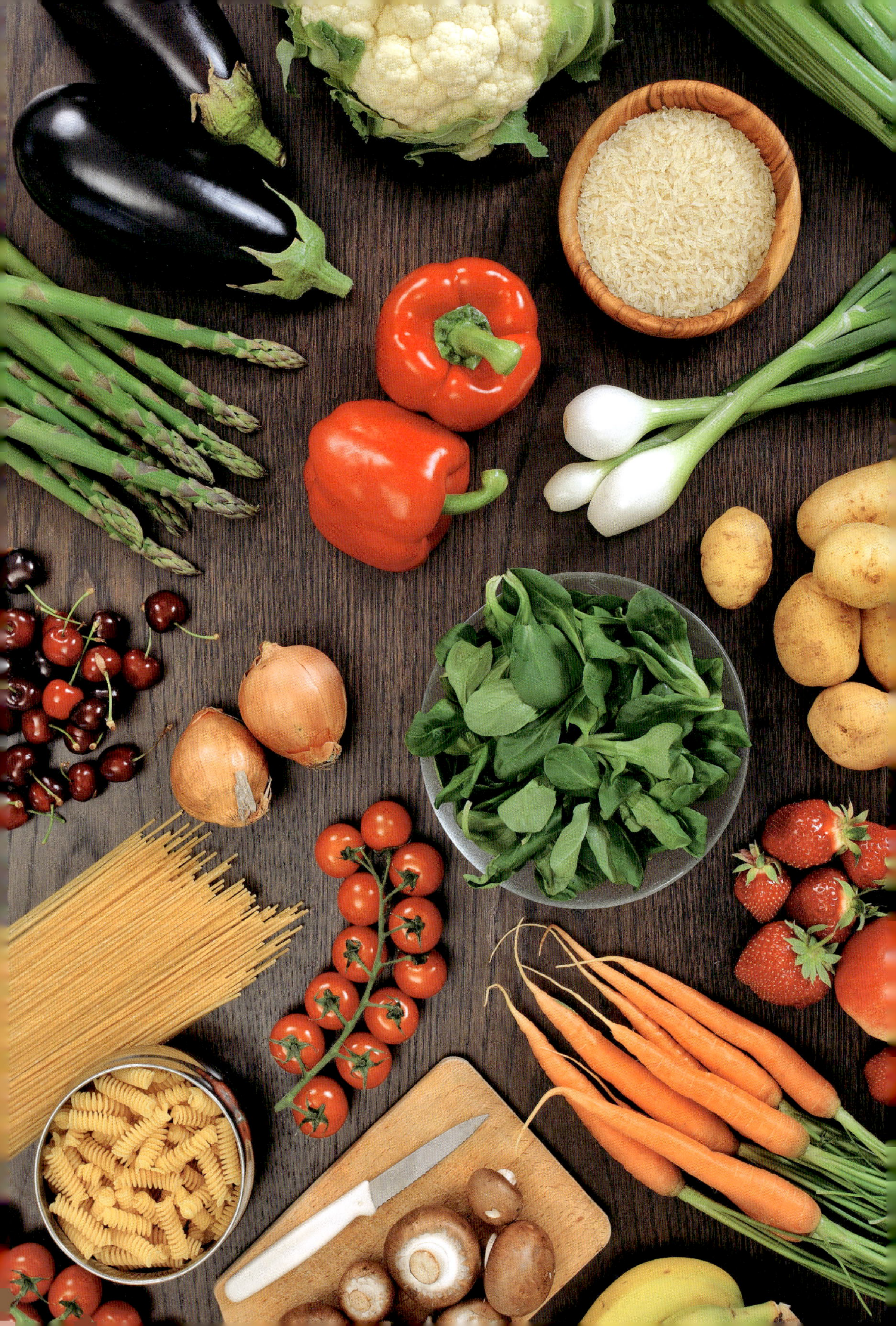

Kapitel 1

Makronährstoffe und Energiestoffwechsel

Low Carb ist schon lange Trend und auch Sportler fragen sich natürlich, ob und inwiefern sie von einer kohlenhydratarmen Ernährungsweise profitieren können.

Wie so viele andere Fragen auch lässt sich das aber nicht pauschal mit einem Ja oder Nein beantworten. So gibt es durchaus Trainingsphasen, in denen es sinnvoll sein kann, die Kohlenhydratzufuhr zu verringern, sofern weiterhin eine ausgewogene Ernährung nach den Richtlinien der Deutschen Gesellschaft für Ernährung (DGE) beibehalten und ein Kohlenhydrat-Defizit vor allem über eine erhöhte Zufuhr pflanzlicher Eiweiße und nicht durch gesättigte und trans-Fettsäuren ausgeglichen wird. Allerdings sollten die Kohlenhydrate, die in diesen Phasen noch verzehrt werden, möglichst komplex sein und einen hohen Ballaststoffanteil aufweisen: Low-Carb-Phasen sind also keine angemessene Begründung dafür, auf das Vollkornbrot zu verzichten, wenn stattdessen weiterhin die einfachzuckerlastige Weißmehl-Pasta oder Gummibärchen genascht werden.

Sinnvoll kann eine kohlenhydratarme Ernährungsweise beispielsweise während Verletzungspausen sein, nach Beendigung der Saison oder in Zeiten, in denen wenig

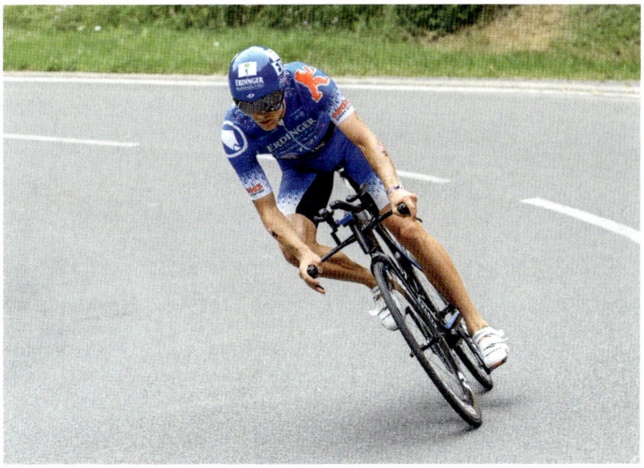

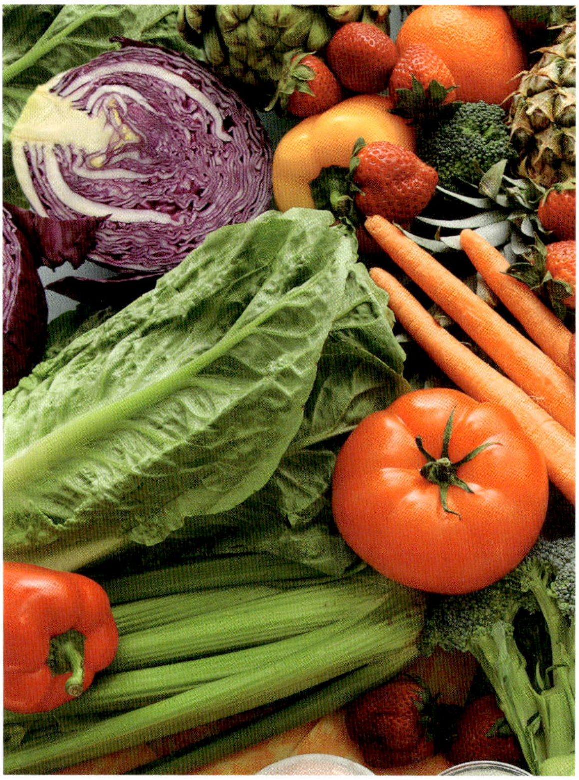

Sport – insbesondere Ausdauersport – getrieben wird. Auch in entlastenden Wochen während der Trainingsphase oder an Ruhetagen kann eine Low-Carb-Ernährung funktionieren, sofern sie nicht in einer insgesamt besonders umfangreichen Phase wie einem Trainingslager eingesetzt wird.

Im Umkehrschluss bedeutet das: Finger weg von Low Carb in normalen Belastungswochen, während Trainingslagern und auch im normalen Trainingsalltag. So groß der Traum vom Beckham'schen Waschbrettbauch auch ist: Low Carb ist nicht die Lösung – zumindest nicht für Ausdauerathleten.

Warum nicht und welche Gefahren bestehen können, wenn Sportler sich zur falschen Zeit kohlenhydratarm ernähren, wird klar, wenn wir den Energiestoffwechsel etwas genauer betrachten. Genau das machen wir im folgenden Abschnitt – ohne uns dabei in den biochemischen Details zu verlieren. Versprochen!

Generell kennt der Körper drei Makronährstoffe, aus denen er über komplexe Umwandlungsprozesse Energie gewinnt: Fette, Kohlenhydrate und Eiweiße. Jede dieser Quellen ist ein wichtiger Energie- und Substratlieferant für unterschiedliche Prozesse und Funktionen im Körper.

Im Groben können diese Funktionen in zwei Kategorien unterteilt werden: Auf der einen Seite in den Energiestoffwechsel, der die Lebensfunktionen sichert, und auf der anderen Seite in den Baustoffwechsel, der neue Körpersubstanz aufbaut. Während die Eiweiße im Energiestoffwechsel eine untergeordnete Rolle spielen und hier – je nach Intensität der Belastung – hauptsächlich Kohlenhydrate und Fette verstoffwechselt werden, spielen sie im Baustoffwechsel eine entsprechend übergeordnete Rolle. Kohlenhydrate sind dabei das für den Körper schneller in Energie umzusetzende Substrat, weswegen sie vor allem bei steigender Belastungsintensität und unter Sauerstoffmangel in höherem Anteil umgesetzt werden. Allerdings werden in der Leber und den Muskeln je nach Trainingszustand des Sportlers nur bis zu 600 Gramm Kohlenhydrate in Form von Glykogen gespeichert. Ungleich größer und ergiebiger sind bei jedem gesunden Menschen die Fettspeicher, die vor allem bei niedrigerer Intensität und bei hohem Sauerstoffangebot zur Energiegewinnung herangezogen werden.

Um alle Prozesse reibungslos am Laufen zu halten, müssen auch alle notwendigen Energielieferanten zugeführt werden. Bricht der Kohlenhydratstoffwechsel aufgrund einer Unterversorgung mit Kohlenhydraten zusammen, fahren wir sprichwörtlich auf der letzten Rille: Der Körper greift zur Energiegewinnung auf Fette zurück – doch nicht nur. Weil die Umsetzung von Fetten zu physischer Energie, also die Lipolyse, länger dauert und pro eingesetzter Menge Sauerstoff weniger Energie liefert als die Verstoffwechslung von Kohlenhydraten, werden auch Proteine abgebaut und in Energie umgesetzt. Sportler bezeichnen diese Katabolie häufig als Zustand, an dem der Körper sich selbst aufisst. Gerade dieser Abbau von Eiweißen ist jedoch im Trainingsprozess unbedingt zu vermeiden.

Nun, da wir hervorgehoben haben, wie wichtig es gerade in intensiven Trainingsphasen ist, Kohlenhydrate in ausreichenden Mengen aufzunehmen, sollten Sie ehrlich zu sich sein: Überlegen Sie einmal, wie es auf Ihren Tellern nach harten Trainingseinheiten oder im Trainingslager aussieht. Wenn wir uns abends am Büffet die Teller in Trainingslagern anschauen, scheinen viele Athleten noch immer einen wichtigen Teil der Ernährung zu ignorieren.

Denn Fette verbrennen im Feuer der Kohlenhydrate – auch wenn sie alt ist, steckt in dieser Weisheit immer noch etwas Wahres. Fettsäuren werden in den Mitochondrien über die sogenannte ß-Oxidation zunächst zu Acetyl-CoA umgewandelt, wobei zur anfänglichen Aktivierung der Fettsäuren etwas Energie aufgewendet werden muss. Erst danach können über die ß-Oxidation und die Einspeisung des entstehenden Acetyl-CoAs in den Citrat-Zyklus, über den auch Kohlenhydrate und Aminosäuren aus Proteinen aerob in Energie umgesetzt werden, Energieäquivalente gewonnen werden. Der Körper braucht also eine Anschub-Energie, um Fett zu verbrennen.

Auf welche Form der Energiegewinnung der Körper zurückgreift, ist dabei vor allem abhängig von Dauer und Intensität der Belastung, aber auch von der Verfügbarkeit von Kohlenhydraten: Bei hoher Belastung muss Energie schnell bereitgestellt werden, der Körper gerät unter Umständen in einen Sauerstoffmangel – und weil Fette zur Umsetzung in Energie mehr Sauerstoff benötigen als Kohlenhydrate und die Energiegewinnung insgesamt länger dauert, verbraucht der Körper bei hohen Intensitäten hauptsächlich Kohlenhydrate.

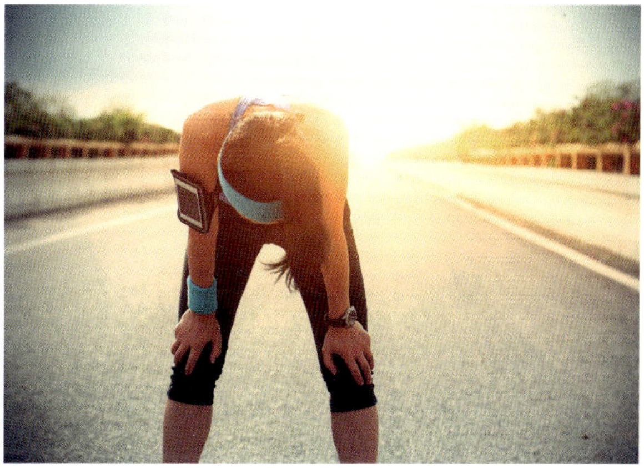

Kohlenhydrat- und Fettstoffwechsel sind eng miteinander verzahnt und beeinflussen sich gegenseitig. Antiquiert, aber noch immer fest in den Köpfen vieler Sportler verankert, ist dagegen die Annahme, dass man die Kohlenhydratspeicher zunächst entleeren muss, um den Fettstoffwechsel auf Touren zu bringen.

Ohne Frage müssen wir für Ernährungsempfehlungen jedoch zwischen zwei Lebensweisen unterscheiden: Der Ernährung für Sportler, vor allem für Ausdauersportler, und der Ernährung für Menschen, die nur wenig oder leicht sportlich aktiv sind. Dieses Buch soll Triathleten helfen, im nächsten Trainingsblock und über die ganze Saison hinweg das Maximum aus ihrem Körper und ihrer Ernährung herauszuholen.

Daher soll es Ihnen am Verlauf einer kompletten Saison – vom Wintertraining bis zur Saisonpause – verdeutlichen, wie eine dem Trainingsstand und Bewegungsumfang angepasste Ernährung aussehen

Thomas Hellriegel, Ironman-Weltmeister 1997 „In meiner sportlichen Laufbahn hat die Ernährung von Anfang an eine große Rolle gespielt. Wenn man seinen Körper so stark belastet wie ein Profi-Triathlet, muss man darauf achten, dass er zum einen genügend, vor allem aber auch die richtigen Nährstoffe bekommt. Gerade langfristig ist das wichtig. Man ist seltener krank und hat deshalb weniger Ausfälle beim Training, zudem kann man härter trainieren, weil man besser regeneriert. So kommt man auf ein höheres Leistungsniveau. Kohlenhydrate liefern den Brennstoff fürs Training. Hochwertige Eiweiße bauen Muskeln auf und halten sie leistungsfähig. Die richtigen Fette können Entzündungen im Körper vermeiden oder zumindest reduzieren, falsche Fette können Entzündungsprozesse verstärken. Eine ausreichende Versorgung mit Vitaminen und Mineralstoffen hält den Stoffwechsel im Training, aber auch in der Erholung aktiv.

Ich habe verschiedene Dinge in der Ernährung ausprobiert. Den größten positiven Effekt hatte bei mir der Verzicht auf Einfachzucker – außer bei sehr extensiven Einheiten. Ich denke, die ständige Verfügbarkeit von Zucker ist ein Grundproblem der heutigen Ernährung. Fühlt man sich müde und kann sich nicht konzentrieren, greift man zur Limonade, zur Schokolade oder einfach zum Kaffee mit Zucker. Zucker ist immer und überall verfügbar! Das Gehirn weiß das und verlangt danach. Schließlich braucht es ungefähr 100 bis 150 Gramm Glukose am Tag, also etwa 14 Esslöffel Zucker, um effektiv zu arbeiten. Durch diese ständige Verfügbarkeit von Zucker muss der Körper selten auf die Fettverbrennung zurückgreifen, weil der Kohlenhydratstoffwechsel im Vordergrund steht. Nimmt man keinen Zucker auf, muss der Körper die Glukose für das Hirn selbst herstellen oder auf Ketonkörper aus dem Abbau freier Fettsäuren zurückgreifen.

kann. Um die Ideen auch im Alltag praktikabel zu halten, sind unsere Rezepte bewusst einfach gehalten, in kurzer Zeit für Jedermann nachzukochen und die Zutaten dafür auch in den meisten normalen Supermärkten erhältlich.

Natürlich geben wir aber zu jedem Rezept auch einige Tipps, wie Sie es mit einfachen Ideen etwas upgraden beziehungsweise an mögliche Unverträglichkeiten anpassen können. Frei nach dem Motto: Pimp your athlete's dinner.

Kohlenhydrate im Energiestoffwechsel

Wofür aber brauchen wir eigentlich Kohlenhydrate und wozu werden sie im Körper verwendet? Thomas Hellriegel gilt als einer der erfolgreichsten Triathleten, als erster Deutscher gewann er im Jahr 1997 den Ironman auf Hawaii. Doch als akribischer Sportler ist er nicht nur im Training fleißig und konsequent, sondern hat sich

Auch beim Training werden früher und in höherem Anteil Fette verarbeitet, weil der Körper seine Zuckervorräte, in der Muskulatur als Glykogen gespeichert, schonen will. Eine verbesserte Fettverbrennung ist, gerade auf sehr langen Strecken, natürlich ein enormer Vorteil. Niemand kann bei einem Langdistanztriathlon genügend Kohlenhydrate für eine Belastungsdauer von acht Stunden und mehr aufnehmen. Will man bei einer Langstrecke schnell sein, muss die Fettverbrennung also effizient arbeiten, um Kohlenhydrate einzusparen.

Nach dem Training müssen die leeren Speicher allerdings so schnell wie möglich wieder aufgefüllt werden. Hierfür sind besonders solche Lebensmittel geeignet, die einen hohen glykämischen Index haben, also schnell verfügbar sind. Ich trinke direkt nach dem Training gern eine Traubensaftschorle und esse dazu etwas Grießpudding. Danach gibt es dann komplexere Kohlenhydrate (zum Beispiel in Form von Nudeln, Reis, Kartoffel) und etwas Eiweiß (mageres Fleisch, Fisch, Milchprodukte) für die Muskulatur. So kann man im Training am nächsten Tag wieder richtig Gas geben.

Im Wettkampf selbst kann man dann einfache Kohlenhydrate, also Zucker und/oder Maltodextrin, zu sich nehmen. Sie können den Darm schnell passieren und kommen so über die Blutbahn innerhalb weniger Minuten zur Muskulatur. Hier gilt es, so viele Kohlenhydrate aufzunehmen, wie der Magen-Darm-Trakt verträgt. Jeder Verzicht auf schnelle Energie kostet viel Zeit!

Im Jahre 1996 habe ich beim Ironman auf Hawaii nur Cola, ein paar Bananenstücke auf dem Rad und etwas Red Bull während der letzten Stunde des Marathons zu mir genommen. Die Zeit von 8:06 Stunden, mit der ich so Zweiter wurde, ist noch immer die drittschnellste Zeit, die in Kona jemals erreicht wurde. Im Jahr darauf habe ich das Rennen sogar gewonnen. Der Zuckerverzicht im Alltag hatte sich also gelohnt."

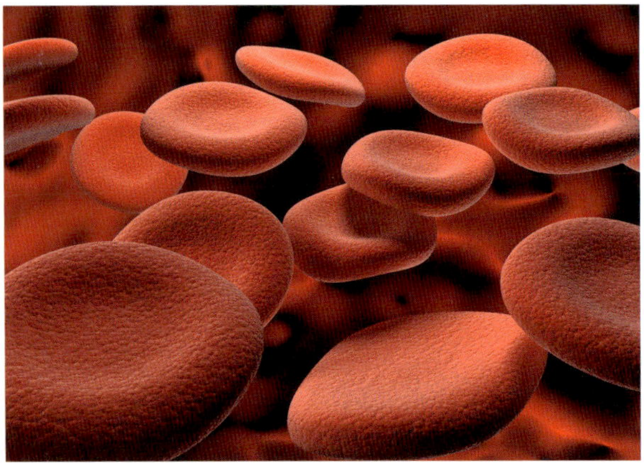

immer auch intensiv mit seiner eigenen Ernährung befasst und sie auf den Prüfstand gestellt.

Glukose ist die Zuckerform, in die der Körper zugeführte Kohlenhydrate üblicherweise umsetzt. In erster Linie ist sie der entscheidende Nährstoff für die Erythrozyten, also die sauerstofftransportierenden roten Blutkörperchen, und das Gehirn. Somit sorgt sie für die Aufrechterhaltung der körperlichen Leistung, die aus dem Gehirn gelenkt wird.

Dennoch sind Kohlenhydrate nicht gleich Kohlenhydrate: Auch die Form der Zufuhr – also ob schnelle Einfachzucker oder vom Körper langsamer zu verarbeitende, komplexe Kohlenhydrate zugeführt werden – spielt eine wichtige Rolle. Je höher der glykämische Index eines Lebensmittels ist, desto schneller gelangt der enthaltene Zucker ins Blut – und desto höher und schneller steigt der Blutzuckerspiegel. Auch wenn das Sportlern speziell in der Schlussphase eines Rennens helfen kann, sollte dieser Zustand abseits kurzfristiger, intensiver Belastungen vermieden werden: Denn als Reaktion auf hohe Blutzuckerwerte setzt der Körper etwas zeitverzögert das Hormon Insulin frei, das die Zellen zur Aufnahme des Zuckers aus dem Blut animiert. Wird wegen eines rapide steigenden Blutzuckerspiegels auch viel Insulin ausgeschüttet, droht nach einem kurzen „High" bald ein Abfall des Blutzuckerspiegels unter den Normalwert – Zuckerverlangen und ein Leistungstief sind dann die Folge. Neben einem niedrigen glykämischen Index können Proteine und ungesättigte Fette in den Mahlzeiten helfen, die Reaktion des Blutzuckers auf Mahlzeiten zu entschleunigen.

Das heißt aber nicht, dass es künftig nur noch der Vollkornreis sein darf und der Schokoriegel an der Tankstelle ab sofort verboten ist. Die gute Nachricht für alle Sportler ist: Die Sensitivität des Körpers für Insulin lässt sich durch körperliches Training verbessern. So können Sportler Glukose häufig schneller aus dem Blut in die Zellen aufnehmen und der Anstieg des Blutzuckerspiegels fällt bei ihnen etwas geringer aus.

Deshalb ist es zwar noch lange nicht egal, wie sich ein hochtrainierter Sportler ernährt, er muss sich um seinen Blutzuckerspiegel aber weniger Sorgen machen als ein Sporteinsteiger mit wenigen Trainingsstunden. So hat sich zum Beispiel der erste deutsche Hawaii-Sieger Thomas Hellriegel über seine Verpflegungsweise einen besonderen Ruf erworben: Wer auf Fuerteventura, so wird sich unter Triathleten scherzhaft erzählt, mit dem Rad an eine Tankstelle fährt und ein „Thomas Hellriegel Spezial" be-

Maurice Clauel, Profi-Triathlet „Kohlenhydratverzicht im Training? Das kann auch böse ausgehen.

Es war ein Sonntagvormittag, wie es so viele gibt in einem schönen Frühsommer: Milde Temperaturen, die ersten Sonnenstrahlen gleiten über den noch frischen Tau. Doch ganz so idyllisch war dieser Morgen doch nicht. Ich war etwas in Eile, um den Zug zu meinem Trainer zu bekommen und mit ihm die geplante fünfstündige Radtour durch den Schwarzwald zu fahren.

Am Bahnhof angekommen, war die Ernüchterung groß: Der Zug fiel aus – und meine Verpflegung hatte ich auch noch vergessen. Ein kurzer Anruf bei meinem Trainer schaffte Abhilfe: Riegel wollte er mitbringen, ich dagegen sollte mich auf meinen Gaul schwingen und schnellstmöglich zu ihm fahren. Dort angekommen, konnte es endlich mit der planmäßigen Einheit losgehen.

Einer kurzen Einrollphase folgte der erste Anstieg, alles locker, alles in Ordnung. Doch nach einer kurzen Abfahrt folgte bald der zweite Hügel. Schon jetzt machte sich der erste kleine Hunger bemerkbar. Kein Problem, dachte ich, und griff dankend den ersten Riegel. Doch nach weiteren eineinhalb Stunden kam allmählich der große Hunger auf. Es ging nichts mehr, meinen Trainer musste ich ziehen lassen! Nach kurzer Pause und gutem Einreden auf mich selbst ging es weiter, erster kalter Schweiß war sichtbar. Noch am selben Anstieg wartete mein Trainer auf mich, ahnend, wie es mir ging. Ich bat ihn um einen weiteren Riegel, er griff in seine Trikottasche – und gab mir zwei Datteln.

Ich konnte es nicht fassen. Ich musste die Einheit alleine fortsetzen, um mein eigenes Tempo fahren zu können. Zwischenzeitlich musste ich anhalten, um die zweite Dattel zu essen, und wartete auf die Wirkung des Zuckers. Kalter Schweiß auf der Haut, zittrige Knie – wie sollte diese Tour enden? Zumal mir in diesem Moment klar wurde, dass heute Sonntag war und man einen Geldschein mitten im Schwarzwald auch nicht essen kann.

Doch ein Anstieg lag noch vor mir: Im Schnitt zwar 24 Prozent steil, aber nur fünf Kilometer lang. Und was sind schon fünf Kilometer? Das laufe ich doch am Tag schon in meiner Wohnung hin und her, dachte ich. Also volle Kraft voraus – einen Kilometer lang, dann musste ich schon die erste Pause einlegen. Nach zwei weiteren Kilometern zwang mich der Berg zu einer weiteren Pause. Und diesmal war ich echt am Ende! Ich legte den Kopf auf das Vorderrad, die Schultern auf den Lenker, und döste weg. Erst die Lichtstrahlen eines vorbeifahrenden Autos belebten mich wieder. Ich muss weiter! Als der Gipfel erreicht war, ich die letzte Abfahrt gemeistert hatte (wie, das weiß ich bis heute nicht), schwor ich mir: Ich gehe nie wieder ohne einen Riegel aus dem Haus, denn Kohlenhydrate liefern Energie. Und Energie hält dich am Leben."

stellt, bekommt dort ohne Zögern eine Flasche Cola und eine Packung Kinderschokolade serviert. Der hohe Anteil enthaltener Einfachzucker hatte keinen so gravierenden Einfluss auf den Blutzuckerspiegel des Topathleten Thomas Hellriegel, er musste sich also weniger Sorgen um einen abrupten Anstieg gefolgt von einem sogenannten Crash machen.

Das Laktat ist ein Abbauprodukt im anaeroben Kohlenhydratstoffwechsel, spiegelt also den Abbau von Kohlenhydraten ohne Sauerstoffeinfluss wider. Ein kleiner Teil der Energie wird stets auch über diesen Weg gewonnen – anteilsmäßig wirklich relevant wird die anaerobe Energiegewinnung aber erst unter intensiven Belastungen, weil sie zwar ineffizienter, aber deutlich schneller funktioniert als die Energiegewinnung unter Sauerstoffeinfluss. Thomas Hellriegel beispielsweise startet bei einem Basislaktatwert von 0,6 mmol/l, wogegen ein durchschnittlicher Wert zwischen 1,5 und 1,9 mmol/l liegt. Hellriegel hat seinen

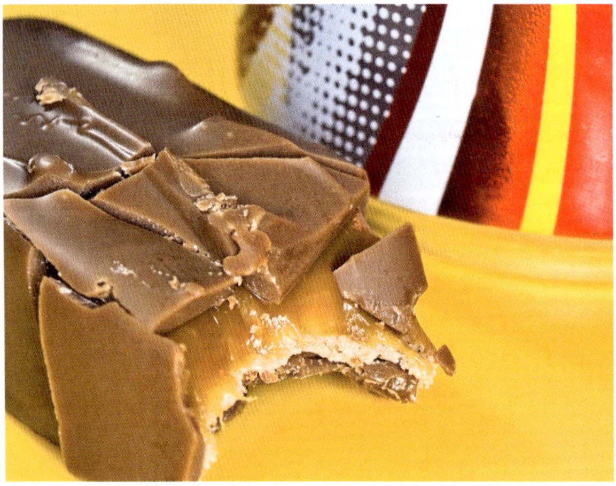

Körper also so trainiert, dass er Energie sehr effizient über den Fettstoffwechsel bereitstellen kann und nur in vergleichsweise geringem Anteil auf seine Kohlenhydratvorräte zurückgreift. Einsteiger hingegen entleeren ihre Glykogenspeicher schneller und reagieren zudem sehr viel stärker auf die Zufuhr von Einfachzuckern wie beispielsweise aus der Cola. Der Blutzuckerspiegel steigt bei ihnen schneller an, wenig später deshalb auch die Insulinkonzentration – was schlussendlich die gefürchtete Unterzuckerung zur Antwort haben kann.

Austrainierte Athleten wie Thomas Hellriegel können sich also auch zwischenzeitlich mit Cola verpflegen, selbst wenn sie in den letzten Stunden keine Energie mehr zuführen. Beim Sporteinsteiger droht hingegen schnell ein Energieloch, wenn er seinen Körper nach der ersten Zufuhr von Einfachzuckern nicht kontinuierlich weiter damit füttert.

Trotzdem gibt es durchaus Phasen und Situationen, in denen Lebensmittel mit Einfachzuckern sinnvoll eingesetzt werden können: Zum Beispiel, wenn ein besonders schneller Energiebedarf besteht, weil sich eine Unterzuckerung schon ankündigt – oder auch, wenn im Anschluss an die erste Trainingseinheit noch eine zweite oder dritte Einheit gekoppelt wird. Wichtig ist es dann aber, sich nach der ersten Aufnahme bis zum Ende der Einheit regelmäßig zu verpflegen und nicht die Aufnahme der komplexeren Kohlenhydrate als kontinuierlichere Energiequelle zu vernachlässigen.

Aufgefüllte Energiespeicher sind deshalb auch ein Muss für ein erfolgreiches Training an langen Trainingstagen mit mehreren Einheiten – auch wenn Modeerscheinungen wie eine kohlenhydratarme Ernährungsweise vielleicht verlocken. Im Alltag sollten komplexere Kohlenhydrate bevorzugt werden, da sie vom Körper langsamer, aber kontinuierlich aufgenommen werden und große Ausschläge im Blutzuckerspiegel deshalb vermeiden.

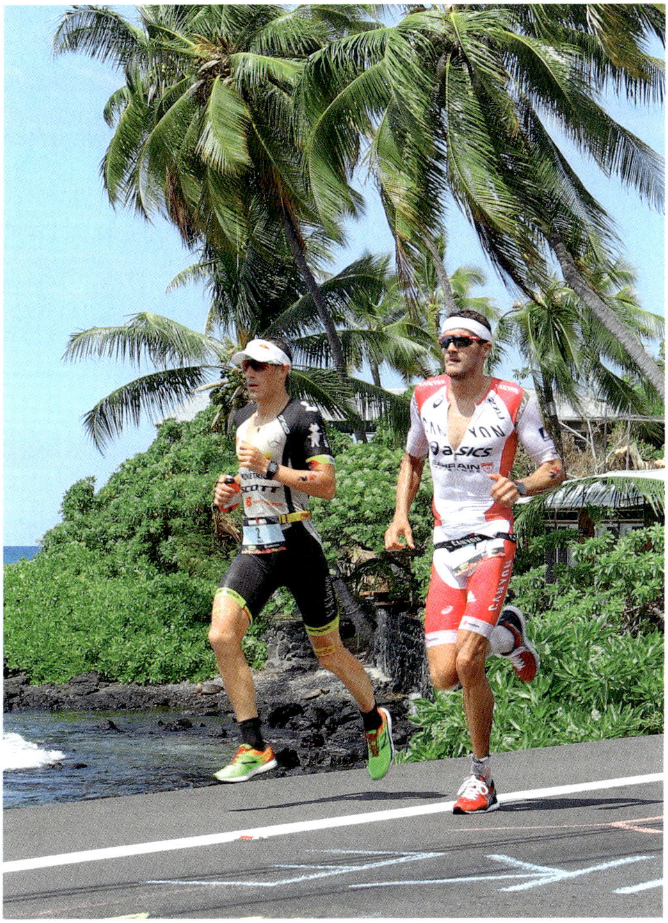

Formen der Energiebereitstellung

Die Verbrennung der verschiedenen Energieträger (Kohlenhydrate, Fett, Eiweiß) findet nicht nacheinander, sondern gleichzeitig statt. Welcher Energieträger zu welchem Anteil genutzt wird, hängt vor allem von der Belastungsintensität, der benötigten Energiemenge und der Belastungsdauer ab. Der Körper kann aus Kohlenhydraten deutlich schneller große Mengen an Energie beziehen als zum Beispiel aus Fetten. Man sagt: Die Energieflussrate – also die bereitgestellte Menge an verwertbarer Energie in Form von Adenosintriphosphat (ATP) pro Zeiteinheit – ist höher. Allerdings sind die Kohlenhydratspeicher auch ungleich kleiner als die menschlichen Fettspeicher.

Je länger die Belastungsdauer, desto stärker ist der Körper also auf die Verbrennung von Fetten angewiesen, wie sie unter aeroben Bedingungen – bei niedrigen bis mittleren Intensitäten – abläuft. Eine reine Fettverbrennung gib es aber auch unter niedrigen Intensitäten nicht – und auch nicht bei einer Low-Carb-Ernährung. Um Fett zu verwerten, müssen immer auch Kohlenhydrate vorhanden sein, die mit dem Fett zusammen verbrannt werden. Kohlenhydrate sind folglich auch dann notwendig, wenn Leistung über einen Zeitraum von vielen Stunden erbracht werden soll.

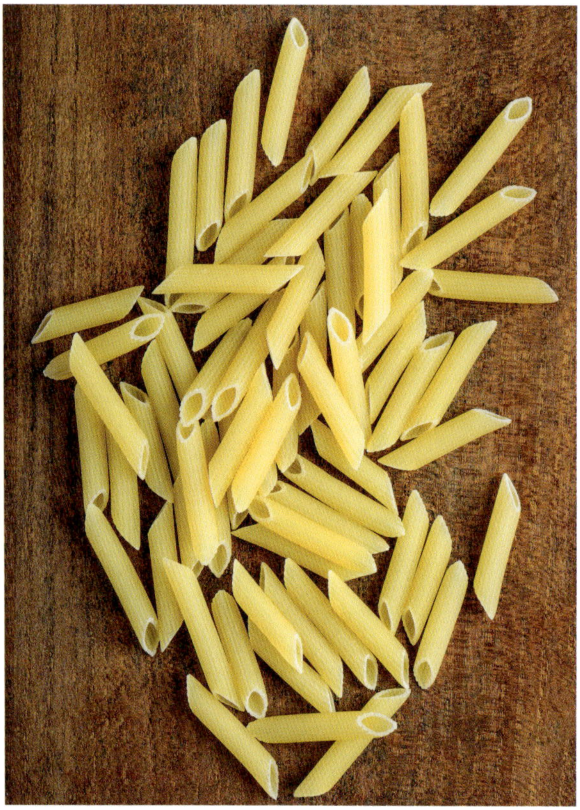

Die Ausdauerleistung wird also direkt durch die Energiebereitstellung aus Fett und Kohlenhydraten bestimmt: Je besser der Körper trainiert ist, desto länger kann er mit den vorhandenen Kohlenhydratspeichern arbeiten, was insbesondere für hohe Leistungen zum Ende eines Rennens entscheidend ist.

Kohlenhydratspeicher im Körper

	Untrainierte	Trainierte
Blut	ca. 5 g	ca. 5 g
Leber	ca. 70–75 g	bis ca. 150 g
Muskulatur	ca. 300–400 g	bis ca. 600 g

Eine weitere Gefahr der Kohlenhydratunterversorgung zeigt sich insbesondere bei länger andauernden Belastungen. Ab einer gewissen Belastungsdauer ohne Kohlenhydratzufuhr beginnt der Körper vermehrt, Energie aus den eigenen Eiweißen zu gewinnen. Dieser Abbau von Eiweißen im eigenen Körper ist gleichbedeutend mit dem Abbau körpereigener Strukturen. Neben einem abgeschwächten oder negativen Trainingseffekt bewirkt dieser katabole Stoffwechsel auch ein ansteigendes Infektrisiko, da das Immunsystem geschwächt wird: Denn dieses Immunsystem besteht vor allem aus verschiedenen Proteinen, die im Blut frei verfügbar sind. Ist der Körper auf die Energiegewinnung aus Proteinen angewiesen, baut er diese im Blut verfügbaren Proteine zuerst ab.

Proteine im Ausdauersport und der täglichen Ernährung

Proteine spielen nicht nur in der täglichen Ernährung, sondern auch im Sport eine wichtige Rolle. Eine Tatsache, die findige Nahrungsergänzungshersteller dazu veranlasst hat, über die Jahre hinweg immer wieder neue Produkte, Ideen und Konzepte auf den Markt zu werfen. Gels, die für ihren Proteingehalt beworben werden, sind nur ein Beispiel.

Da der Körper während der sportlichen Belastung einen gewissen Anteil der benötigten Energie aus Proteinen gewinnt, kommt es bei Sportprodukten immer wieder zur Beigabe von Proteinen. Doch spätestens unter der Belastung einer intensiven Trainingseinheit oder gar im Wettkampf kommt es dadurch häufig zu bösen Überraschungen, die schnell mit einem DNF (Did not finish) enden können: Der Magen-Darm-Trakt rebelliert.

Die Energiegewinnung aus Proteinen ist nicht nur ineffizient, sondern sogar schädlich für den Körper, da im sogenannten Notstoffwechsel körpereigene Strukturen abgebaut werden und das Immunsystem stark belastet wird: Enzyme, Hormone und Antikörper sind proteinhaltig und werden im katabolen Stoffwechsel angegriffen.

Auch der Aufbau und Erhalt von Strukturen, Binde- und Stützgeweben, Muskeln, Hirn, Haaren und Haut ist auf Proteine als wichtige Bausteine angewiesen. Diese Proteine werden im Körper aus insgesamt 20 Aminosäuren, den sogenannten proteinogenen Aminosäuren, hergestellt. Einige von ihnen sind essenziell, können also nicht vom Körper aus anderen Aminosäuren synthetisiert werden, sondern müssen über die Ernährung regelmäßig zugeführt werden. Das erklärt auch, warum Eiweiße verschiedener Lebensmittel verschiedene Wertigkeiten besitzen: Je nachdem, in welchem Anteil die für den Menschen essenziellen Aminosäuren enthalten sind, können die Proteine vom Körper mehr oder weniger effektiv umgesetzt werden. So können sich verschiedene gleichzeitig zugeführte Lebensmittel über Gehalte unterschiedlicher Aminosäuren in ihrer Wertigkeit für den Menschen gegenseitig ergänzen.

Die DGE empfiehlt unter Berücksichtigung der durchschnittlichen Wertigkeit und mit Aufschlag einer Sicherheitszulage für durchschnittlich aktive Menschen derzeit eine Zufuhr von 0,8 Gramm Protein pro Kilogramm Körpergewicht täglich – also etwa 56 Gramm für einen 70 Kilo schweren Mann. Für Ausdauersportler liegt die Zufuhrempfehlung mit 1,2 bis 1,7 Gramm pro Kilogramm Körpergewicht zwar höher – und bezogen auf das eigene Körpergewicht somit im Übrigen auch höher als für Kraftsportler und Bodybuilder, für die eine Zufuhrempfehlung von rund 1,1 Gramm pro Kilogramm Körpergewicht gilt. Zu wenige Proteine nehmen hierzulande trotzdem nur wenige Menschen und

Caroline Rauscher, Pharmazeutin und Ernährungsexpertin „Wenn man über Proteinzufuhr im Ausdauer- und Kraftausdauersport während der Belastung spricht, dann sollte man immer hinterfragen, mit welcher Intention die Proteine zugeführt werden. Proteinstrukturen schützt man während der Belastung durch die adäquate Zufuhr von Kohlenhydraten – und weniger über die von Aminosäuren selbst. Nur während sehr langen oder sehr intensiven Etappen-Events wie dem Race Across America (RAAM) ist eventuell über eine Proteingabe nachzudenken: Nicht im Hinblick auf die Leistungsfähigkeit während der Belastung, sondern zur Optimierung der nachfolgenden Regeneration."

Ausdauersportler zu sich. Trotzdem ist es gerade in der direkten Regeneration nach Belastungen wichtig, dem Körper die notwendigen Aminosäuren zur Verfügung zu stellen. Ein guter Regenerationsdrink besteht also immer sowohl aus Kohlenhydraten als auch Proteinen, die die anabolen (aufbauenden) Prozesse im Körper unterstützen.

Proteinshakes sind zwar praktisch, aber keine Notwendigkeit. Wer nach dem Training unbedingt einen Shake trinken möchte, sollte besser auf einen Regenerationsdrink zurückgreifen, in dem nicht nur Proteine, sondern auch Kohlenhydrate, Mineralstoffe, Spurenelemente und Vitamine enthalten sind.

Fette

Fett ist ein wichtiger Energielieferant, der vor allem im Ausdauersport eine entscheidende Rolle spielt. Man unterscheidet zwischen gesättigten und ungesättigten Fettsäuren, die sich in der Kettenlänge und der Verknüpfung ihrer Kohlenstoffatome voneinander unterscheiden.

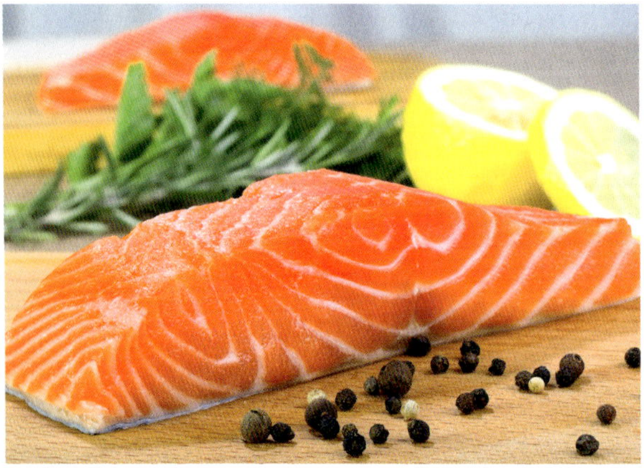

Die DGE empfiehlt, ein Drittel der täglichen Energiezufuhr über Fette zu decken. Dieser Anteil sollte sich wiederum jeweils zu einem Drittel aus gesättigten, einfach ungesättigten und mehrfach ungesättigten Fettsäuren zusammensetzen. Gesättigte Fette sind insbesondere in tierischen Fetten, Milch, Milchprodukten, Butter, Schmalz, Kokosmilch, Kakao und industriellen Produkten zu finden.

Zu den einfach ungesättigten Fettsäure-Trägern gehören beispielsweise die fettreiche Frucht Avocado, Raps- und Olivenöl. Solche Fette können einen cholesterinsenkenden Effekt haben und somit Herz-Kreislauf-Erkrankungen vorbeugen.

Mehrfach ungesättigte Fettsäuren finden wir in fast allen pflanzlichen Ölen und vor allem in fetten Kaltwasserfischen wie Lachs, Thunfisch, Makrele und Hering.

Genauso wie die ungesättigten Fettsäuren haben aber auch die gesättigten Fettsäuren wichtige Aufgaben im Körper. Sie sind Bestandteil von Membranen der Körperzellen und Träger der fettlöslichen Vitamine A, D, E und K in der alltäglichen Ernährung. Die ungesättigten Fettsäuren unterstützen beispielsweise die Fließeigenschaft des Bluts und werden für den Stoffwechsel benötigt. Auch nach Rennen und harten Trainingseinheiten sind sie wichtig, da sie für die Regeneration und den Aufbau der Zellen von großer Bedeutung sind.

Zwei wichtige und essenzielle Fettsäuren sind die Omega-3- und Omega-6-Fettsäuren: Ihr Name bezeichnet die erste Stelle in der Kohlenstoffkette der Fettsäure, an der eine ungesättigte Bindung liegt. Da sie vom Körper nicht selbst synthetisiert werden können, müssen sie mit der Nahrung aufgenommen werden: Dabei sollte ein Verhältnis von 5:1 von Omega-6- gegenüber Omega-3-Fettsäuren angestrebt werden – bei der hierzulande typischen Ernährungsweise fällt die Aufnahme der Omega-6-Fettsäuren in Relation allerdings deutlich höher aus. Die DGE empfiehlt die Aufnahme von mindestens 0,3 Gramm der Omega-3-Fettsäuren Eicosapentaen- (EPA) und Docosahexaensäure (DHA) pro Tag. Der Arbeitskreis Omega-3 rät Leistungssportlern gar zur Aufnahme von ein bis zwei Gramm EPA/DHA am Tag. Eine Menge, die schon mit einer bis zwei Portionen fettreichem Kaltwasserfisch täglich gedeckt werden könnte – von vielen Deutschen aber trotzdem nicht erreicht wird.

Dabei sind Omega-3-Fettsäuren wichtig, da sie entzündungshemmend, gefäßerweiternd und gerinnungshemmend wirken und auch in Zellmembranen sowie für Hirn und Netzhaut eine wichtige Rolle spielen. Sie können außer in fettreichen Kaltwasserfischen vor allem in Raps-, Walnuss- und Leinöl gefunden werden, aber auch in Nüssen, vor allem Leinsamen und Walnüssen. Leinöl kann außerdem helfen, den speziell in Herbst und Winter weit verbreiteten Vitamin-D-Mangel auszugleichen.

Die für Haut, Gefäße und Kreislauf wichtigen Omega-6-Fettsäuren findet man unter anderem in Sonnenblumenöl, Sojaöl,

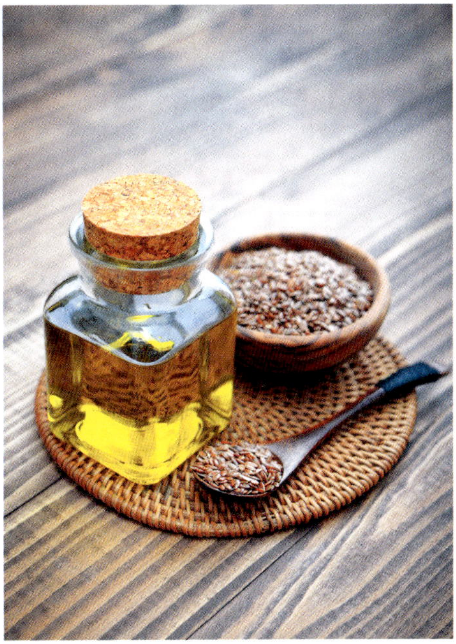

Distelöl, Maiskeimöl und Weizenkeimöl. Allerdings werden Omega-6-Fettsäuren in der westlichen Ernährung eher übermäßig als zu wenig zugeführt. Sie wirken in vielen Beziehungen als Gegenspieler zu den Omega-3-Fettsäuren: Werden sie im Verhältnis übermäßig zugeführt, können sie entzündungsfördernd und blutgerinnend wirken und so das Risiko von Bluthochdruck und Herzerkrankungen erhöhen.

Vorsicht gilt allerdings auch bei der Lagerung und Zubereitung ungesättigter Fette, da sie leicht oxidieren und ranzig werden können, wodurch sie ihre positiven Effekte für den Organismus verlieren. Von daher sollten sie immer kühl, trocken und dunkel gelagert werden, auch die zusätzliche Zufuhr des Antioxidans Vitamin E kann in diesem Zusammenhang sinnvoll sein.

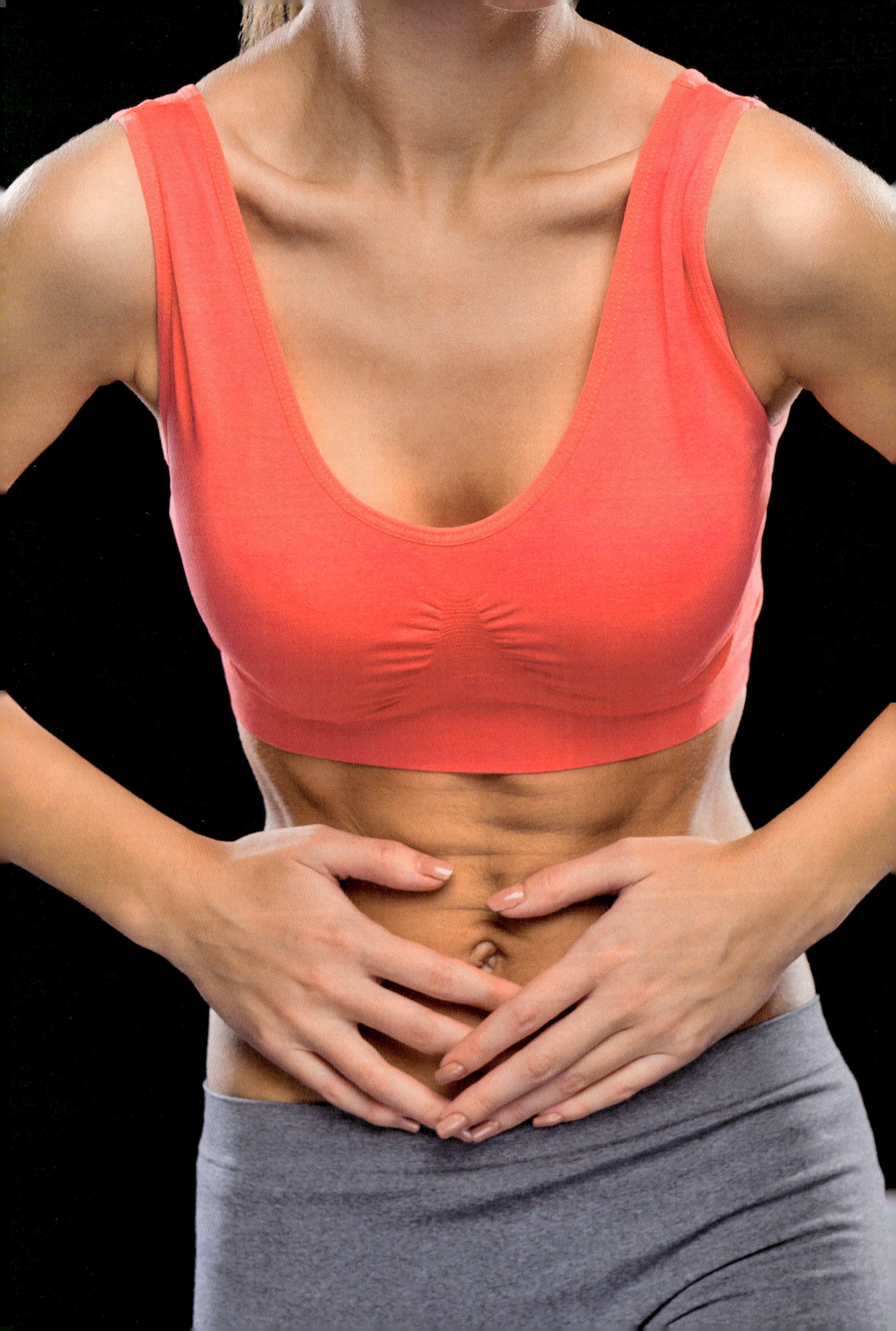

Kapitel 2

Nahrungsmittelunverträglichkeiten

Wie erkenne ich eine Unverträglichkeit?

Nicht nur Magenkrämpfe und Darmprobleme sind Anzeichen einer Nahrungsmittelunverträglichkeit, auch Kopfschmerzen, Rückenschmerzen, Blockierungen, Hautveränderungen, Juckreiz und ähnliche Beschwerden können auftreten. Deshalb sollte frühzeitig ein Besuch beim Arzt auf dem Trainingsplan stehen, wenn der Eindruck entsteht, dass negative Körperreaktionen regelmäßig in Verbindung mit der Nahrungsaufnahme auftreten. Stress kann solche Reaktionen des Körpers übrigens noch negativ verstärken und die Empfindlichkeit gegenüber bestimmten Nahrungsbestandteilen erhöhen.

Ein weiteres Symptom für eine Unverträglichkeit zeigt sich unter Sportlern bei der Energieaufnahme in Training und Wettkampf: Wenn ein Athlet nicht mehr in der Lage ist, die benötigte Energiemenge pro Stunde aufzunehmen, zeigt er möglicherweise eine Unverträglichkeitsreaktion auf die gewählte Energiequelle. Eine Stimme in uns sagt uns dann häufig, dass wir einfach kein Gel, keinen Riegel und keine süßen Drinks mehr zu uns nehmen wollen. Doch wer sich seiner Überempfindlichkeiten bewusst wird, kann Wege finden, selbst bei einer Langdistanz die benötigten Energiereserven zu sich zu nehmen und gleichzeitig unangenehme Reaktionen des Körpers zu vermeiden.

Laktoseunverträglichkeit

Eine Laktoseunverträglichkeit oder auch Milchzuckerunverträglichkeit drückt sich primär durch eine Verdauungsstörung aus, welche dadurch zustande kommt, dass das Enzym Laktase nicht in ausreichender Menge synthetisiert wird. Die Beschwerden treten in der Regel etwa 30 Minuten bis eine Stunde nach der Aufnahme laktosehaltiger Nahrung auf und können sich über Stunden hinweg ziehen, ehe Besserung eintritt.

Bei einer Laktoseintoleranz ist durch die fehlende oder in zu geringer Konzentration vorliegende Laktase die Spaltung des Zweifachzuckers Laktose in seine beiden Monomere Glukose und Galaktose im Dünndarm gestört. Weil Laktose als Zweifachzucker im Dünndarm aber nicht resorbiert werden kann, gelangt sie in den Dickdarm. Dort

Susanne Buckenlei, dreifache Siegerin des Norseman Xtreme Triathlon „Unverträglichkeiten sind ein Martyrium – vor allem, wenn man nicht weiß, dass man betroffen ist. Rückblickend hätte ich mir eigentlich schon lange denken können, dass mein Körper ein Problem mit Fruchtzucker und Histamin hat. Schließlich habe ich immer ein sehr ausgeprägtes Körpergefühl gehabt, und Lebensmittel, die ich aus dem Bauch heraus abgelehnt habe, deshalb meist gemieden. Auch bei Obst war dieses Bauchgefühl immer schon dagewesen, aber aus der Begeisterung für frisches und gesundes Essen ignorierte ich die Hinweise wohl unterbewusst. Wer möchte schon auf frisches Obst verzichten – gerade wenn einem immer wieder gesagt wird, dass der Körper unbedingt fünf Portionen Obst und Gemüse am Tag verlangt. Und nicht zuletzt trägt bekanntlich der Schuster selbst die schlechtesten Schuhe.

Die Symptome traten nicht nur im Alltag, sondern auch in Training und Wettkampf auf, ihre Ursache habe ich allerdings lange nicht erkannt. Beim Genuss bestimmter Nahrungsergänzungsprodukte machte mein Magen sehr schnell dicht und ich konnte das Gefühl, zu übersäuern, deutlich spüren: Ein schweres Körpergefühl und die Unfähigkeit, weitere Nahrung zu mir zu nehmen, waren die Folge. Der Körper wehrte sich. Gerade im Wettkampf beschert mir das immer wieder Tiefpunkte auf der Radstrecke, die ich erst auf der Laufstrecke dank der gereichten Cola wieder überwinden konnte. Meine Beschwerden äußerten sich in dieser Zeit vor allem auf drei Arten: Morgens – und daran hat sich bis heute nichts geändert – war ich unglaublich empfindlich hinsichtlich der Nahrungsaufnahme und bekam fast nichts hinunter. Hatte ich mich dann doch überwunden, ging es mir mindestens eineinhalb Stunden lang schlecht, an Training war nicht zu denken – vor allem, wenn Eierspeisen im Frühstück enthalten waren. Zweitens wusste ich nie genau, wie ich mich an einem Trainings- oder Wettkampftag richtig verpflegen sollte, weil ich manchmal einfach nichts aufnehmen konnte und mein Magen sauer war. Drittens hatte ich vor allem nach Mahlzeiten vom Büfett massive Magenschmerzen, die zusätzlich, durch die Aufhängung

wird durch den Anstieg des osmotischen Gradienten Wasser angezogen und es entsteht Durchfall, durch mikrobielle Vergärung der Laktose entstehen außerdem Blähungen. Es wird vermutet, dass die entstandenen Gase und andere Abfallprodukte dieser Vergärung für weitere unspezifische Beschwerden wie Völlegefühl, Übelkeit und Bauchgeräusche im Zusammenhang mit einer Laktoseunverträglichkeit mitverantwortlich sind.

Wie auch bei anderen Unverträglichkeiten können bei dauerhaftem Ignorieren einer Laktose-Verdauungsstörung auffällige Folgeerscheinungen auftreten. Die ständige Belastung des Systems führt zu

des Magens, zu starken Blockierungen im Bereich der Brustwirbelsäule geführt haben. Eigentlich schwer vorstellbar, dass eine Nahrungsintoleranz solch schwerwiegende Folgen haben kann, doch ich hatte mich daran schon gewöhnt. Auch andere Dinge hatte ich ganz unbewusst bemerkt und verändert: Zum Beispiel trinke ich seit vielen Jahren keinen Rotwein mehr, bin notgedrungen ein sparsamer Käseesser und bezahle zu scharfe Gerichte mit einem roten, fleckigen Gesicht, laufender Nase und Kopfschmerzen am nächsten Morgen.

Erst die Ernährungswissenschaftlerin Mag. Laura Milojevic, die eines unserer Trainingscamps besuchte, gab mir den Anstoß, mich auf verschiedene Unverträglichkeiten testen zu lassen. Als ich ihr nebenbei von meinen Problemen erzählte, riet sie mir zur Untersuchung meines Histaminspiegels und des für den Histaminabbau verantwortlichen Enzyms sowie zu einem Atemtest für die Überprüfung auf Laktose-, Fruktose- und Sorbitunverträglichkeiten.

Bingo! Das Enzym war bei mir praktisch nicht vorhanden und auch auf Fruktose und Sorbit reagierte ich sofort. Wenn man sich dann die Listen der betroffenen Lebensmittel ansieht, dann bekommt man als Genussmensch direkt einen Schock bei der Vorstellung, dass man ab jetzt von Reis, Kartoffeln und trockenem Brot leben müsste.

Dem ist aber zum Glück nicht so, denn es handelt sich um Unverträglichkeiten – und nicht um Allergien. Manchmal ist es zwar immer noch schwierig, der Versuchung zu widerstehen. Vor allem am Hotelbüfett, an dem ich aufgrund der vielen Trainingslager und Wettkämpfe doch eine Menge Zeit verbringe, ertappe ich mich nach harten und langen Trainingstagen immer noch, wie ich beim Anblick des frischen und aufgeschnittenen Obsts am fertig vorbereiteten Büfett zugreifen will. Doch ich habe mich mittlerweile entschieden, auf meinen Körper zu hören – so schade das auch ist. Obst mag ich immer noch, aber nur noch gekocht oder gefroren und dann püriert – zumindest habe ich persönlich die Erfahrung gemacht, dass ich es dann besser vertrage. Damit auch Sie künftig nicht von Reis, Kartoffeln und trockenem Brot leben müssen, finden Sie in unserem Ratgeber einige Rezeptideen."

Abgeschlagenheit, Kopfschmerz und Verstimmungen.

Die Anzahl der betroffenen Menschen in Deutschland gilt mittlerweile als sehr hoch: Offizielle Schätzungen erwarten, dass rund 15 Prozent der Bevölkerung ein Problem mit der Verdauung von Laktose haben, was in Deutschland allein über 12 Millionen Menschen entspricht. Natürlich sind auch hier Formen und Ausprägungen der Unverträglichkeit von Person zu Person unterschiedlich. Manche Menschen vertragen geringe Menge Laktose, andere haben schon bei kleinsten Mengen große Folgeprobleme.

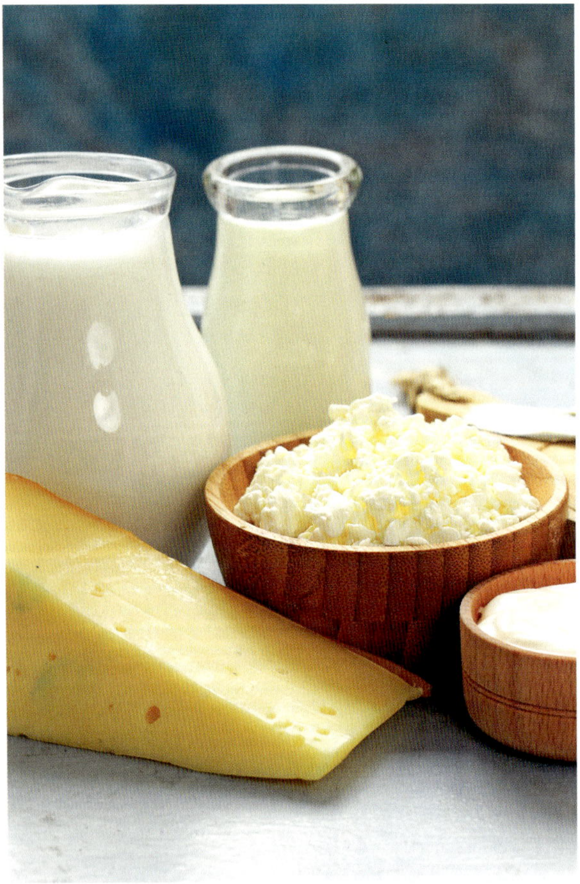

Glücklicherweise ist die Angebotspalette laktosefreier Produkte heute wesentlich größer als noch vor wenigen Jahren, was eine Umstellung auf eine laktosearme Ernährung stark vereinfacht.

Produktübersicht

Zu laktosehaltigen Produkten gehören: *Milch und Milchprodukte – vor allem Kuhmilch, Quark, Joghurt, Ziegenmilch, Buttermilch, Sahne, Crème fraîche, Kaffeesahne, Kondensmilch, Molke, Quark, Frischkäse, Käse: insbesondere junger, kaum gereifter Käse. Wohingegen lange gereifter und Hartkäse besser verträglich ist, da die Laktose über die Reifezeit abgebaut wird.*

Sehr häufig tritt Laktose auch als Zugabe in Fertigprodukten auf. Sogar in einigen Medikamenten wird Laktose verwendet.

Laktosefreie Produkte sind zum Beispiel: *Fleisch, Fisch, Eier, Gemüse, Obst, Getreide, Kartoffeln, Reis sowie Fette in unverarbeiteter Form, Kokosmilch, Sojamilch, Reismilch, Hafermilch und Mandelmilch*

Therapie

Leider ist eine Laktoseintoleranz nicht direkt behandelbar, sie kann allerdings durch die externe Supplementierung des Enzyms Laktase, das in Form von Tabletten oder Kapseln in Apotheken und Drogerien gekauft werden kann, in ihren Auswirkungen abgeschwächt werden. Bei Betroffenen mit geringer Ausprägung der Beschwerden

Till Schenk, Moderator und Ironman-Finisher „Als ich auf Sojaprodukte umstellte, drehte es mir fast den Magen um. Aber ich hatte keine Wahl. Laktosefreie Milch war damals noch nicht so gängig, und eine harte Form des Pfeifferschen Drüsenfiebers hat mein System über Jahre zerstört. Als viele Mediziner eine Erholung meines Systems aufgegeben hatten, geriet ich an einen Arzt, der mir den Verzicht auf Kuhmilchprodukte empfahl. Die ersten Sojatests waren grauenvoll und es hat lange gedaurt, bis ich für meinen eigenen Geschmack die richtigen Produkte gefunden hatte. Jeder muss für sich selbst herausfinden, welche Produkte ihm geschmacklich am besten gefallen. Es gilt nur: Nicht aufgeben!

Vorsicht gilt gerade bei Produkten, bei denen man keine Laktose erwarten würde: Auch Medikamente können eine ‚Laktosefalle' darstellen. Bei genauerem Hinsehen kann man aber auch diesen Fallen entgehen, weil die enthaltene Laktose auf der Verpackung vermerkt sein muss.

Problematischer wird es bei Produkten, über deren Inhaltsstoffe man keine Informationen hat, die aber durchaus Laktose enthalten können. Beispiele sind lose Backwaren beim Bäcker oder Fleischprodukte beim Metzger. Auch Fleischereien und Bäckereien sind allerdings mittlerweile verpflichtet, auf Anfrage Auskunft über einen möglichen Laktosegehalt geben zu können."

kann das dazu führen, dass sie laktosehaltige Produkte zu vereinzelten Mahlzeiten in ganz normalen Mengen zu sich nehmen können.

Wichtig ist aber trotzdem, dass die Ernährung umgestellt wird, um das System nicht dauerhaft zu belasten und um das eigene Wohlbefinden sicherzustellen. Dabei kann je nach Grad der Unverträglichkeit ein Unterschied zwischen laktosearmer und laktosefreier Ernährung gemacht werden: Hier muss jeder für sich selbst die richtige Menge finden. Der Körper gibt den richtigen Weg im Selbstversuch unter normalen Umständen automatisch vor.

Heutzutage haben die meisten Supermärkte diverse laktosefreie Produkte im Sortiment, sodass niemand mehr auf seinen Milchkaffee oder das morgendliche Müsli mit Milch verzichten muss. Die laktosefreien Produkte unterscheiden sich auch preislich kaum noch von laktosehaltigen Produkten. Wenn also laktosefreie Alternativen angeboten werden (zum Beispiel Milch), empfiehlt es sich, diese auch zu verwenden, statt sie komplett aus dem Ernährungsplan zu streichen – denn diese Lebensmittel können andere, wichtige Inhaltsstoffe haben, die ansonsten fehlen beziehungsweise deren Bedarf sonst auf andere Weise gedeckt werden muss. Um bei der Milch zu bleiben: Wer vollständig auf Milch verzichtet, dem fehlt eine wichtige Kalziumquelle und der sollte darauf achten, möglichst kalziumreiche Mineralwässer zu trinken.

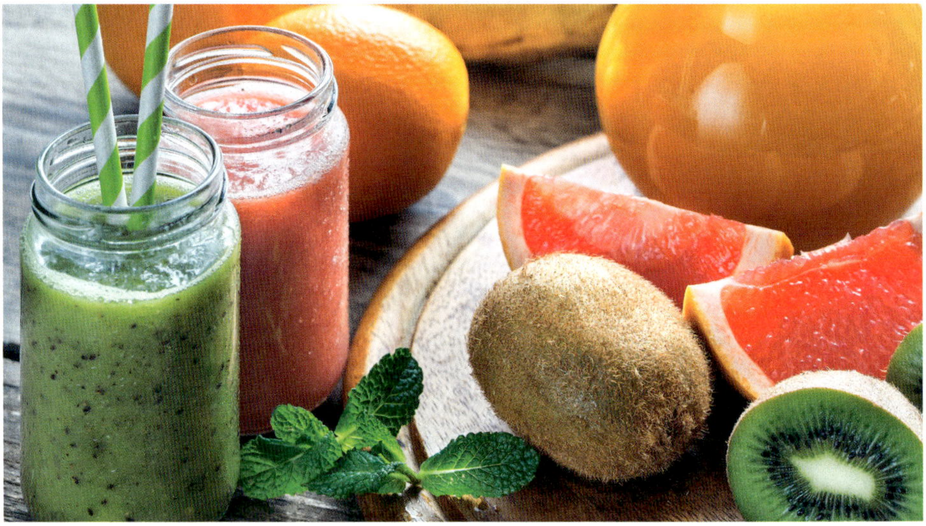

Fruktosemalabsorption

Was ist Fruktose?

Fruktose ist ein in der Ernährung weit verbreiteter Einfachzucker, der auf natürliche Weise vor allem in Obst enthalten ist und zusammen mit Glukose den Haushaltszucker Saccharose bildet: Früchte, Fruchtsäfte, Trockenfrüchte, Marmeladen, Kuchen, Süßspeisen aber auch Honig gehören also zu den offensichtlichen Fruktosequellen. Fruktose wird aber auch in Diät-, Diabetiker-, Light- und Fertigprodukten sowie Saucen eingesetzt.

Die Beschwerden, die durch eine Fruktoseunverträglichkeit ausgelöst werden, beeinflussen die Lebensqualität der Betroffenen massiv. In vielen Fällen ziehen sich die Probleme nach Fruktoseaufnahme über den ganzen Tag hinweg, bei Sportlern kann die Leistungsfähigkeit stark beeinträchtigt sein. Rund 30 Prozent der Deutschen leiden unter einer Malabsorption (verminderte Absorption von Fruktose in den Darmzellen) – nur fünf Prozent entwickeln aber auch Symptome einer Fruktoseunverträglichkeit.

Entstehung

Nach dem Genuss von frischem Obst und Fruchtsaft können sofort die ersten Probleme auftreten. Klassisch sind gerade im Sport außerdem die negativen körperlichen Reaktionen nach der Aufnahme von Süßigkeiten, insbesondere Honig, und dem erhöhten Verzehr von Nahrungsergänzungsmitteln wie zum Beispiel in Phasen intensiven Trainings, der Wettkampfvorbereitung oder im Wettkampf selbst.

Primäre Anzeichen sind: Magenkrämpfe, ein Übersäuerungsgefühl, Blähbauch

Fabian Conrad, Triathlon-Agegrouper

„Meine guten Trainingsleistungen konnte ich häufig im Rennen nicht richtig umsetzen, da mir mein Magen-Darm-Trakt immer wieder einen Strich durch die Rechnung machte. Auf kurzen Strecken, auf denen man sich nur wenig verpflegen muss, lief es normalweise recht gut. Auf der Langstrecke musste ich mich jedoch immer schon nach 80 bis 120 Kilometern auf dem Rad übergeben. Meistens versuchte ich danach, die Energieversorgung mithilfe von Cola aufrechtzuerhalten. Manchmal klappte das sogar ganz gut, bei anderen Rennen wollte nach den ersten Problemen aber einfach nichts mehr im Magen bleiben.

Nach einem vollkommen verkorksten Rennen habe ich mich deshalb auf verschiedene Zuckerunverträglichkeiten testen lassen, um der Ursache des Problems auf den Grund zu gehen. Dabei stellten sich eine Laktose- und Fruktoseunverträglichkeit heraus. Die Laktoseunverträglichkeit ist im Rennen eigentlich kein Problem, da der Milchzucker nur in wenigen Produkten enthalten ist. Anders sieht das allerdings bei der Fruktose aus: In fast allen Iso-Getränken und Gels ist Fruchtzucker in großen Mengen enthalten.

Aber auch nach dem Umstieg auf fruktosearme Kohlenhydratkonzentrate lief es nicht immer wie gewünscht. Das änderte sich erst, als ich begann, speziell für mich zusammengestellte Iso-Getränke und -Gels, in denen überhaupt keine Fruktose mehr enthalten ist, zu verwenden. Seitdem kann ich Wettkämpfe endlich wieder beschwerdefrei absolvieren – dadurch bleibe ich natürlich viel leistungsfähiger und kann länger ein höheres Tempo im Rennen gehen.

Im normalen Alltag versuche ich trotzdem, nicht komplett auf Produkte mit Fruktose zu verzichten, da hierdurch die Unverträglichkeit noch verstärkt werden könnte: Man vermutet, dass sich bei einer fruktosefreien Ernährung die verbliebenen Fruktose-Transporter im Darm zurückbilden und sich die Probleme bei eventueller späterer Fruktosezufuhr verstärken."

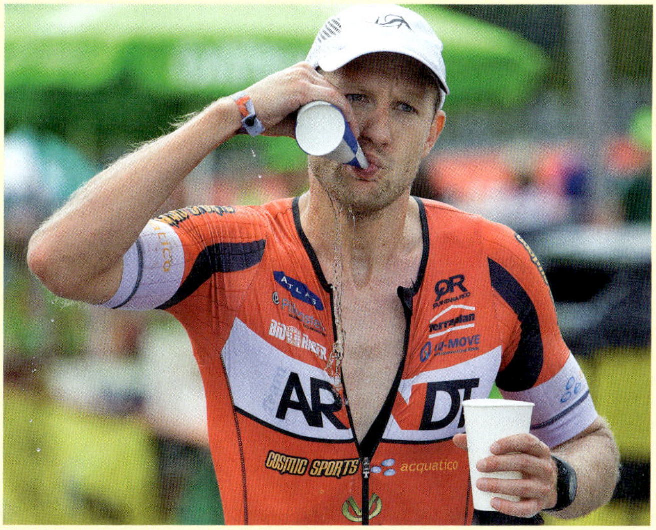

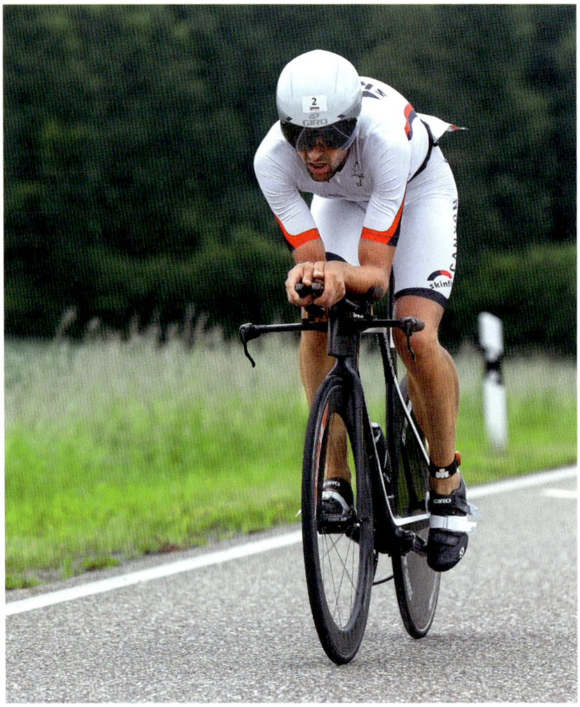

und Verdauungsprobleme. Zu den sekundären Anzeichen gehören Kopfschmerzen, Abgeschlagenheit, Müdigkeit und Mangelerscheinungen.

Eine Fruktoseunverträglichkeit kann von Geburt an bestehen: Bei der hereditären Fruktoseintoleranz kann der Zucker aufgrund eines Enzymdefekts nicht oder nur in geringen Mengen abgebaut werden, was bei Zufuhr von Fruktose gravierende Folgen haben kann. Mit einer Inzidenz von 1:130.000 kommt dieses schwerwiegende Krankheitsbild allerdings nur selten vor. Häufiger – gerade unter Sportlern – ist dagegen die intestinale Malabsorption des Fruchtzuckers, die im Laufe des Lebens durch übermäßigen Genuss von Fruktose entstehen kann. Wird der Zucker im Dünndarm dann nicht mehr vollständig aus dem Lumen in die Darmzellen absorbiert, gelangt er in den Dickdarm, wo der Zucker osmotisch wirksam wird – also Wasser der hohen Zuckerkonzentration in den Dickdarm folgt – und somit Durchfall verursachen kann. Weil Mikroorganismen im Dickdarm den Zucker verstoffwechseln und es dabei zu Gasbildung kommt, reagieren Betroffene außerdem häufig mit Blähungen.

Therapie

Wird eine Unverträglichkeit festgestellt oder besteht der Verdacht darauf, sollte schnell gehandelt werden. Denn je früher einer Fruktoseunverträglichkeit entgegengewirkt wird, desto effektiver ist sie in den Griff zu bekommen – manchmal kann sie sogar wieder rückgängig gemacht werden.

Besteht eine Fruktoseunverträglichkeit, muss die Ernährung entsprechend angepasst werden. Das heißt aber nicht, dass Betroffene auf alle Produkte mit Fruktose verzichten müssen: Sportler müssen ihren eigenen Weg und die richtigen Produkte finden, wie es zum Beispiel Susanne Buckenlei im in der Einführung genannten Beispiel gelungen ist.

Große und zunehmende Probleme treten dagegen häufig dann auf, wenn Betroffene Unverträglichkeiten langfristig ignorieren und ihr Ernährungsverhalten nicht anpassen. Denn durch die Beschwerden, die mit der Fruktoseunverträglichkeit im Darm einhergehen, kann es durch die erhöhte Belastung möglicherweise zu einer Schädigung der Darmschleimhäute kommen. Es existieren bislang allerdings wenige Daten über die Langzeitfolgen dieses Krankheitsbilds.

In der Ernährungsberatung wird für die Therapie von Fruktoseunverträglichkeiten ein Zwei-Phasen-Konzept praktiziert: Auf eine kurze, völlig fruktosefreie Ernährungsphase folgt eine Phase, in der Fruktose langsam wieder in die Ernährung eingeführt wird, wodurch die Transporter trainiert werden und die Verträglichkeit gesteigert werden kann. Dabei kann Glukose (Traubenzucker) in dieser zweiten Phase als „Fruktose-Schleuser" dienen, weil Glukose durch verschiedene Transporter in den Körper aufgenommen wird und die Fruktose, wenn anteilsmäßig mehr Glukose verzehrt wird, zumindest teilweise ins Blut mitziehen kann.

Auch die Glukose-Fruktose-Ratio von Lebensmitteln spielt daher eine Rolle: Problematisch wird es im Alltag wie im Sport, wenn der Fruktose-Anteil dominant ist. Es darf allerdings nicht vergessen werden, die eventuelle zusätzliche Glukose-Zufuhr, zum Beispiel im Wettkampf, in die Gesamtenergiebilanz und das Ernährungskonzept mit einzuberechnen. Diese Glukose-Fruktose-Ratio unterscheidet sich zwischen vermeintlich gleichen Produkten mitunter übrigens auch international: So werden Softdrinks in Deutschland beispielsweise

Till Schenk, Moderator und Ironman-Finisher „Ich hatte schon lange immer wieder Probleme mit dem Magen-Darm-Trakt, häufig hat sich deshalb das gesamte System bei mir irgendwie vergiftet angefühlt. Zwei Wochen vor meiner Ironman-Premiere hat mich dann die Panik gepackt: Bei einem Ernährungstest für das Rennen habe ich viel Fruktose zu mir genommen und die Probleme haben sich noch einmal deutlich verstärkt. Bis dahin hatte ich die gleiche Vermutung wie so viele Ausdauersportler: Zu viel Zucker ist eben nicht gut – klar, dass der Magen-Darm-Trakt da irgendwann rebelliert. Detaillierter habe ich mir darüber nie Gedanken gemacht: Im Rennen wird es schon irgendwie gut gehen und danach esse ich dann sowieso einfach wieder etwas weniger Zucker. Doch nach diesem missglückten Ernährungsversuch habe ich meinem Coach Susanne Buckenlei von den Problemen erzählt. Obwohl es nur noch zwei Wochen bis zum Renntag waren, haben wir es geschafft, neue Produkte in der Kombination mit gleichzeitiger Traubenzucker-Einnahme zu testen und die Probleme in kürzester Zeit zu überwinden. In der Woche vor dem Rennen habe ich Obst komplett vom Ernährungsplan gestrichen mit Ausnahme von Bananen. Im Rennen habe ich es dann geschafft, den kompletten Tag nur mit Flüssignahrung plus Glukose zu schaffen. Zum ersten Mal hatte ich in einem Wettkampf nicht die geringsten Beschwerden, kein Magengrummeln, keine Darmprobleme. Die Glukose hat gegen die Fruktose ganze Arbeit geleistet."

Susanne Buckenlei, dreifache Siegerin des Norseman Xtreme Triathlon „Bei mir macht auch die Zubereitung einen großen Unterschied hinsichtlich der Verträglichkeit von Fruchtzucker. Während ich bei einem frischen Apfel oder getrockneten Apfelchips sofort Probleme bekomme, vertrage ich pürierten Apfel mit etwas Traubenzucker zum Beispiel beschwerdefrei. Wenn also frisches Obst am Morgen den Magen über Stunden ‚ruiniert', probiert doch einfach mal gefrorenes Obst, das mit Sojamilch püriert wurde. Ich persönlich kann mein Obst auf diese Weise ohne jegliche Beschwerden genießen."

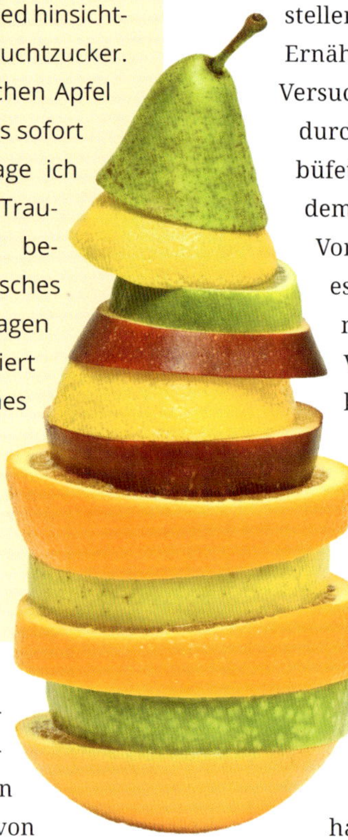

normalerweise mit Saccharose, also einem Glukose-Fruktose-Gemisch, gesüßt. In Amerika wird zur Süßung von Softdrinks jedoch High Fructose Corn Syrup verwendet (ein Fruktose-Sirup, der aus Mais hergestellt wird), weil dieser günstiger ist. Eine amerikanische Cola kann, auch im Rennen, also große Beschwerden auslösen, obwohl der Sportler die Cola bei Rennen in Deutschland stets gut vertragen hat.

Auch das Timing und die allgemeine Anpassung des Ernährungsverhaltens spielen eine große Rolle im optimalen Umgang mit einer Fruktoseunverträglichkeit. So ist der leere Magen meist am empfindlichsten für den Fruchtzucker, weshalb gerade am Morgen besondere Vorsicht geboten ist. Es empfiehlt sich daher, eine eigene Routine zu erstellen, um gerade zum Anfang der Ernährungsanpassung möglichen Versuchungen – wie zum Beispiel durch Obst oder beim Frühstücksbüfett im Trainingslager – aus dem Weg zu gehen. Wer hier im Vorfeld plant, was er morgens essen wird, oder gar sein eigenes Essen mitbringt, kann die Versuchung gar nicht erst aufkommen lassen. Es empfehlen sich einfache Kost wie Brot mit Butter, dazu Kaffee und Wasser und bestimmte Müslisorten mit Joghurt. An besonders empfindlichen Tagen kann mit Milch und Wasser zubereiteter Grießbrei, der sehr leicht verdaulich ist und durch Glukose die vorhandenen Fruktose-Spuren aus dem Darm schleust, helfen. Ein Sonderfall sind allerdings Wettkampftage: Um dort ganz sicher zu gehen, keine Probleme zu bekommen, gibt es hier unterschiedliche Herangehensweisen, die wir im Rezeptteil nochmals genauer erläutern. Einen sehr speziellen Weg hat Susanne Buckenlei gefunden: Sie vertraut am Wettkampftag auf eine bis zwei Flaschen hochkalorischer Fertignahrung, die sie mit heißem Wasser aufgießt. Dazu trinkt sie einen bis zwei Espressi.

Ist der Verdauungsapparat durch eventuellen Konsum von Fruktose bereits belastet, sollte man auf die zusätzliche Zufuhr von Ballaststoffen, die sonst ein sehr wichtiger und wertvoller Bestandteil unserer Ernährung sind, verzichten, um den Darm um die aufwendigen Verdauungsprozesse zu entlasten. Auch Zuckeralkohole – sogenannte Zuckerersatzstoffe – wie Sorbit, Isomalt und Maltit sollten bei einer Fruktoseunverträglichkeit gemieden werden. Nicht nur, weil sie zu Fruktose umgewandelt werden: Sorbit weist beispielsweise eine große strukturelle Ähnlichkeit zu Fruktose auf und konkurriert daher mit dem Zucker um die Transporter, die die Stoffe im Darm vom Lumen in die Zellen transportieren sollen. Auch als zuckerfrei deklarierte Produkte können sich also negativ auswirken.

Betroffene müssen auf ihr eigenes Körpergefühl hören und Unverträglichkeiten für sich persönlich kennenlernen und testen, da jeder Mensch sehr individuell reagiert, was Form und Stärke der Symptome betrifft. Dafür ist es allerdings wichtig, sich nicht selbst zu betrügen, sondern stattdessen die körperliche Abneigung gegenüber gewissen Lebensmitteln zu akzeptieren – und vielleicht nach Alternativen zu suchen. Reagiert das körperliche System negativ auf Äpfel, kann zum einen das beschriebene Zwei-Phasen-Konzept zum Erhöhen der Fruktoseverträglichkeit helfen und zum anderen eventuell auch die Zubereitungsart. Durch Pürieren, Erhitzen oder Zerkleinern des Apfels kann die Verträglichkeit möglicherweise verbessert werden.

Susanne Buckenlei, dreifache Siegerin des Norseman Xtreme Triathlon „Am Anfang war der Schock über die Diagnose zweier Unverträglichkeiten - Fruktose und Histamin - groß. Ich bin ein absoluter Genussmensch und konnte mir nicht vorstellen, Teile meiner täglichen und bewusst ausgewogenen Ernährung einfach wegzulassen. Die Einschränkungen, die ein weitgehender Verzicht auf Fruktose mit sich brachte, schien ja noch überschaubar, aber die Liste der histaminhaltigen Lebensmittel kam mir geradezu unendlich vor! Die Ernährungwissenschaftlerin Laura Milojevic konnte mich aber beruhigen und mir viele Tipps für den Alltag und das tägliche Kochen geben. Ein ganz entscheidender Tipp: Stress verstärkt die Symptome nur noch - auch durch Lebensmittel, die ich in stressfreien Zeiten ohne Probleme vertrage, wie zum Beispiel Weißwein. Eine Hefeteig-Pizza mit Tomatensauce, Thunfisch und Käse zum Abendessen würde mich in einer stressigen Phase um den Nachtschlaf bringen und mich am nächsten Morgen völlig gerädert aufstehen lassen - in ruhigen Lebensphasen dagegen jedoch nicht. Auch sportliche Extrembelastungen stellen natürlich Stress für den Körper dar - somit gilt in Phasen vermehrten Trainings oder der Vorwettkampfphase Vorsicht bei Lebensmitteln, die zu viel Histamin enthalten oder im Körper freisetzen."

Sorbitunverträglichkeit

Sorbit ist ein Zuckeralkohol, der aufgrund seiner Süßkraft häufig als Zuckeraustauschstoff verwendet wird. Es wird vom Körper deutlich langsamer aufgenommen als beispielsweise Glukose, was bei übermäßiger Zufuhr zu osmotischem Durchfall und zu Blähungen führen kann. Liegt eine Unverträglichkeit, also eine Malabsorption des Sorbits vor, reichen zum Auslösen dieser Beschwerden bereits geringere Zufuhrmengen. Gekennzeichnet wird es als Zusatzstoff mit der Nummer E 420.

Auch bei der seltenen hereditären Fruktoseintoleranz muss Sorbit gemieden werden, da Sorbit im Stoffwechsel in Fruktose umgewandelt wird. Aber auch bei der häufigeren Fruktosemalabsorption sollte Sorbit nur mit Bedacht zugeführt werden, weil es im Darm aufgrund seiner strukturellen Ähnlichkeit zu Fruchtzucker auf ähnliche Transporter angewiesen ist wie die Fruktose. Reichen deren Kapazitäten nicht aus, gelangt der Zuckeralkohol in den Dickdarm und es kann zu Beschwerden kommen (siehe auch den Abschnitt Fruktoseunverträglichkeit). Wer eine Fruktosemalabsorption hat, sollte also auf Zuckeralkohole verzichten – umgekehrt wird Fruktose bei einer Sorbitmalabsorption in moderaten Mengen meist vertragen.

Vorkommen von Sorbit in der Ernährung

Sorbit ist ein Zuckeralkohol, der in vielen Obstsorten – vor allem in Stein- und Kern-

Simone Brändli, zweifache Ironman-Siegerin „Wer mit ‚diffusen' Verdauungsbeschwerden zu kämpfen hat, wird mitunter auf eine echte medizinische Odyssee geschickt. Wenn gravierende Erkrankungen, Unverträglichkeiten und Intoleranzen (Zöliakie, Fruktose, Laktose) erst mal ausgeschlossen werden konnten, wird häufig ein Reizdarm diagnostiziert. Sprich: Der Geplagte ist auf sich allein gestellt. Mittels Ernährungsprotokollen, Ausschlussdiäten und ‚Rumprobieren' gelangt man bestenfalls zu einer Erklärung für die Beschwerden und kann sich arrangieren.

Manchmal hilft aber rein gar nichts – und so ging es mir. Jahrelang habe ich versucht, herauszufinden, was die Ursache meiner mal ertragbaren, mal richtig heftigen und grausam schmerzhaften Beschwerden war.

Verschiedenste Diagnosen wurden gestellt und wieder verworfen. Einmal zeigten sogar meine Blutwerte eine Histaminunverträglichkeit an. Leider half die Ernährungsumstellung aber keineswegs gegen meine Probleme, so dass die Suche nach der Ursache von Neuem begann. Einen Zusammenhang zur Aufnahme bestimmter Lebensmitteln fand ich nie.

Letztlich wurden Parasiten, die ich im Ausland aufgelesen hatte, diagnostiziert: Sie hatten sich bereits sehr hartnäckig ver-

obst und deren Trockenfrüchten – vorkommt und der pro Gramm weniger Energie enthält als üblicher Zucker. Auch in der Industrie wird es deshalb als Zuckeraustauschstoff verwendet, beispielsweise in Diabetiker- und Diät-/Lightprodukten. Selbst zuckerfreie Bonbons und Kaugummis enthalten meist Sorbit.

Wie schwierig der Umgang mit Nahrungsunverträglichkeiten sein kann, zeigt auch das Beispiel von Simone Brändli, Ironman-Siegerin aus der Schweiz.

Glutenunverträglichkeit

Die Glutenunverträglichkeit, auch Zöliakie genannt, stellt gerade für den Sportler ein besonderes Problem dar, weil eine Vielzahl wertvoller Kohlenhydratlieferanten Gluten enthält. Dieses Gluten ist ein Kleberweiß, das unter anderem in vielen Getreidesorten vorkommt und darin unter anderem auf die Backfähigkeit großen Einfluss nimmt.

Entwickelt ein Mensch eine Unverträglichkeit auf Gluten, kommt es zu allergieartigen Reaktionen: Meist entzünden sich die Zotten des Dünndarms, über die Nährstoffe in den Körper aufgenommen werden, woraufhin es zu einer Degeneration dieser Zotten kommt. Maximal ein Prozent der deutschen Bevölkerung soll von einer Glutenunverträglichkeit betroffen sein, Frauen häufiger als Männer.

Wie auch bei anderen Unverträglichkeitserscheinungen reagiert jeder Betroffene ganz individuell auf unterschiedliche Mengen Gluten. Manche zeigen selbst bei

breitet und mussten über eine lange Zeit und mittels vieler Medikamenten-Kuren bekämpft werden.

Das durch die Parasiten stark gestörte Verdauungssystem führte zu einem geschwächten Immunsystem bis hin zu Entzündungen verschiedener Organe – und eben auch zu Diagnosen wie der vermeintlichen Histaminunverträglichkeit, die eigentlich nur eine Folge war. Und nicht die Ursache meiner Probleme.“

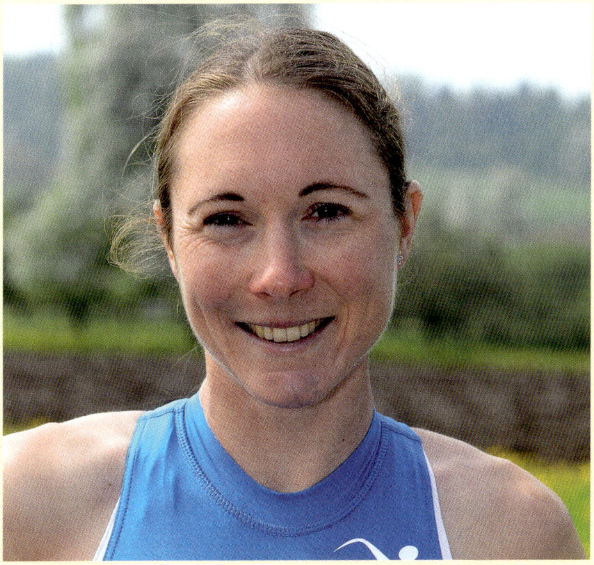

großen Mengen nur geringe Reaktionen, bei anderen reichen schon kleinste Menge, um ein Unwohlsein zu erzeugen. In stark ausgeprägten Fällen können sogar Restspuren von Gluten am Besteck Probleme bereiten. Unabhängig davon sollten Betroffene aber eine strikt glutenfreie Diät einhalten, weil ansonsten ein erhöhtes Risiko für Malignombildung, also die Bildung von Krebsgeschwulsten, besteht.

Eine Glutenunverträglichkeit kann im menschlichen Körper nicht zurückgebildet werden, deshalb bedarf es einer lebenslangen Ernährungsumstellung. Auch hier gibt es für Betroffene aber ein reichhaltiges Angebot an Brot, Keksen und anderen Backwaren, die ohne Gluten zubereitet und deshalb genießbar sind.

Entstehung und Symptome

Beim Gesunden wird die glutenhaltige Nahrung im Dünndarm mithilfe von Enzymen beispielsweise aus der Bauchspeicheldrüse aufgespalten, sodass die lebensnotwendigen Nährstoffe und die Flüssigkeit über die Oberfläche des Dünndarms, die durch Zottenbildung stark vergrößert wird, effektiv aufgenommen werden können.

Bei einer Glutenintoleranz kommt es aber zu einer immunologischen Reaktion auf das Klebereiweiß Gluten und einer Entzündung der Oberfläche des Dünndarms. Der gesamte Dünndarm wird deshalb in seiner wichtigen Fähigkeit und Aufgabe, Nährstoffe aus dem Speisebrei aufzunehmen, stark eingeschränkt.

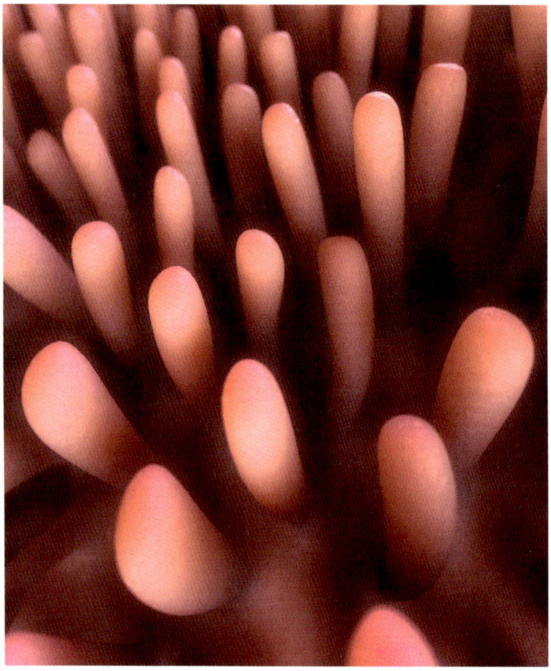

Die daraus resultierenden Symptome können weitreichend sein. Fettstuhl und vor allem Durchfall treten sehr häufig auf, weil die nicht resorbierten Nährstoffe ähnlich wie bei der Fruktoseunverträglichkeit im Dickdarm osmotisch wirksam werden. Durch die mangelhafte Nährstoffaufnahme kann es außerdem langfristig zu Gewichtsverlusten kommen, und es können folgenschwere Mangelerscheinungen im Vitamin- und Mineralstoffhaushalt entstehen.

Als weitere Begleiterscheinung folgt auf eine akute Zöliakie außerdem häufig auch noch eine Laktoseunverträglichkeit. Denn das Enzym zum Aufspal-

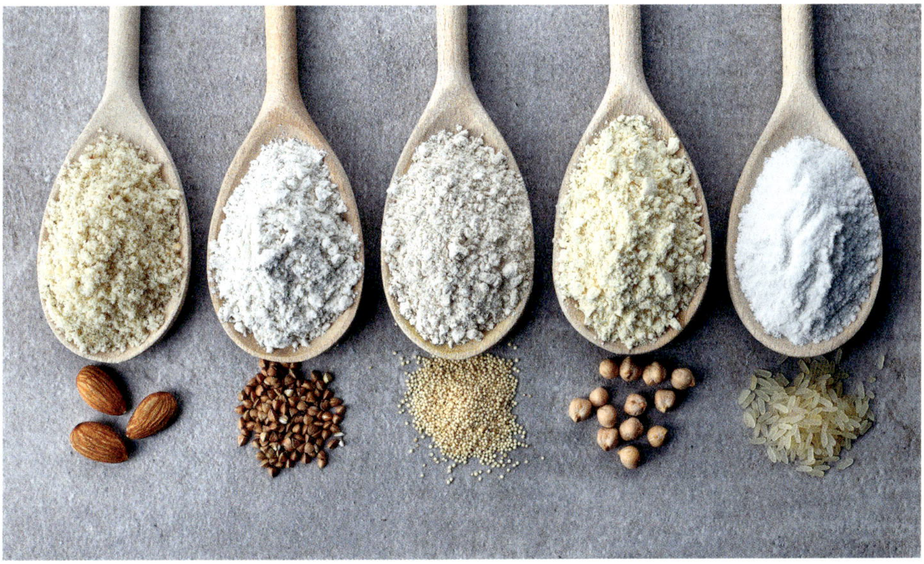

ten der Laktose in seine Bestandteile Glukose und Galaktose, die Laktase, wird in den Darmzotten gebildet, die sich im Entzündungszustand zurückbilden. Wird die Ernährung unter Glutenunverträglichkeit mittelfristig nicht angepasst, kann also auch der Milchzucker nicht mehr aufgespalten werden, was die Probleme verstärkt, bis sich die Darmzotten nach einer Ernährungsanpassung erholt haben und wieder Laktase produzieren.

Diagnose und Therapie

Bluttests können erste Hinweise auf eine Zöliakie geben, mittels einer Darmspiegelung kann die Darmoberfläche auf Entzündungen hin untersucht werden.

Ob tatsächlich eine Glutenunverträglichkeit vorliegt, wird dann üblicherweise überprüft, indem zunächst alle glutenhaltigen Lebensmittel abgesetzt werden und beobachtet wird, ob die Symptome sich verringern. Durch das Absetzen der glutenhaltigen Lebensmittel sollten sich sowohl generelle Beschwerden als auch die Entzündungen der Darmzotten zurückbilden. Das kann beinahe umgehend geschehen, aber auch einen längeren Zeitraum dauern – auch hier reagiert jeder Betroffene individuell verschieden.

Sollte bei diesem Test eine Glutenunverträglichkeit festgestellt werden, muss gehandelt werden: Zwingend notwendig ist es, die Ernährung auf glutenfreie Lebensmittel umzustellen, was dank großer Nachfrage am Markt mittlerweile kein großes Problem mehr darstellt. In Supermärkten, Bioläden und Reformhäusern finden sich viele Alternativen. Ersatzprodukte wie Reis, Mais, Hirse, Kartoffeln und Soja, aber auch exotischere Produkte wie

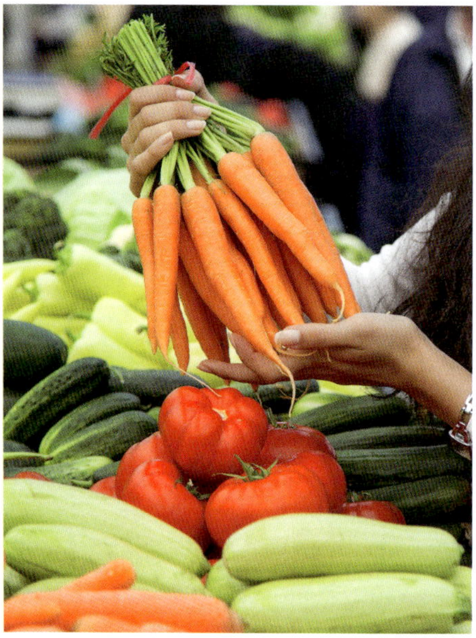

Quinoa eignen sich gut für leckere Rezepte. Auch bei Kosmetika wie Zahnpasta und Shampoo sollte auf einen eventuellen Glutengehalt geachtet werden. Die Deutsche Zöliakiegesellschaft e. V. veröffentlicht jährlich eine Positivliste für glutenfreie Lebensmittel.

Histaminintoleranz

Histamin ist ein körpereigenes Gewebehormon und Neutrotransmitter mit zahlreichen Aufgaben im Körper. Entzündungsreaktionen und die Abwehr von körperfremden Stoffen sind klassische Beispiele. Wir kennen alle die Schwellungen, die um einen Mückenstich entstehen können. Histamin kann aber auch durch die Nahrung aufgenommen werden.

Bei einer Histaminintoleranz kann das Enzym, welches Histamin abbaut, zu niedrig dosiert sein, oder der Grundspiegel an Histamin ist erhöht. In ganz wenigen Fällen kann beides der Fall sein. Das ist dann der sogenannte Histamin-Supergau.

Das Problem bei einer Histaminintoleranz ist, dass die Symptome sehr vielfältig sein können, da Histamin im Körper eine breitgefächerte Rolle spielt. Häufig treten die Symptome jedoch zeitverzögert auf, was die Herstellung eines Zusammenhangs und die Diagnose erschwert.

Neben der akuten Histaminintoleranz gibt es auch eine chronische Histaminintoleranz. Bei der akuten Variante zeigt sich häufig ein schneller und stärkerer Anstieg der Symptome, während der chronische Verlauf nicht ganz so stark ausgeprägt ist, sich dafür aber über einen längeren Zeitraum hinzieht.

Generell reagiert jeder Mensch anders auf Histamin und so muss nicht jedes Lebensmittel die gleiche Reaktion bei allen Betroffenen auslösen. Wichtig ist hier, bewusst zu essen und eine gute Sensibilisierung dafür zu erlangen, was man bei einer Histaminintoleranz essen kann und was nicht.

Symptome einer Histaminintoleranz

Die Reaktionen bei einer Histaminintoleranz zeigen sich häufig ähnlich wie bei einer Allergie oder Erkältung. Der Körper reagiert oft sehr schnell, es gibt aber auch einen chronischen Verlauf, der sich insbesondere bei Stress in Form von Hoch- und

Tiefphasen äußert, also mal stärker und mal weniger stark.

Klassische Anzeichen sind: Nasenfluss, Niesen, Hustenreiz, saurer Magen, Hautveränderungen mit Juckreiz und Rötungen, Übelkeit, Bauchkrämpfe, Schlafstörungen, Durchfall. Am nächsten Tag fühlt man meist Kopfschmerzen und Abgeschlagenheit.

Die gute Nachricht: Bei Reduzierung histaminhaltiger Speisen über einen längeren Zeitraum kann sich wieder eine höhere Verträglichkeit einstellen. Vorsicht ist jedoch insbesondere in Phasen von Stress und körperlicher Belastung geboten, da der Körper gerade dann wieder besonders stark reagieren kann.

Also lohnt es sich gerade in Phasen der hohen Trainingsbelastung, bewusster auf die Nahrung zu achten, wenn man unter einer Histaminunverträglichkeit leidet.

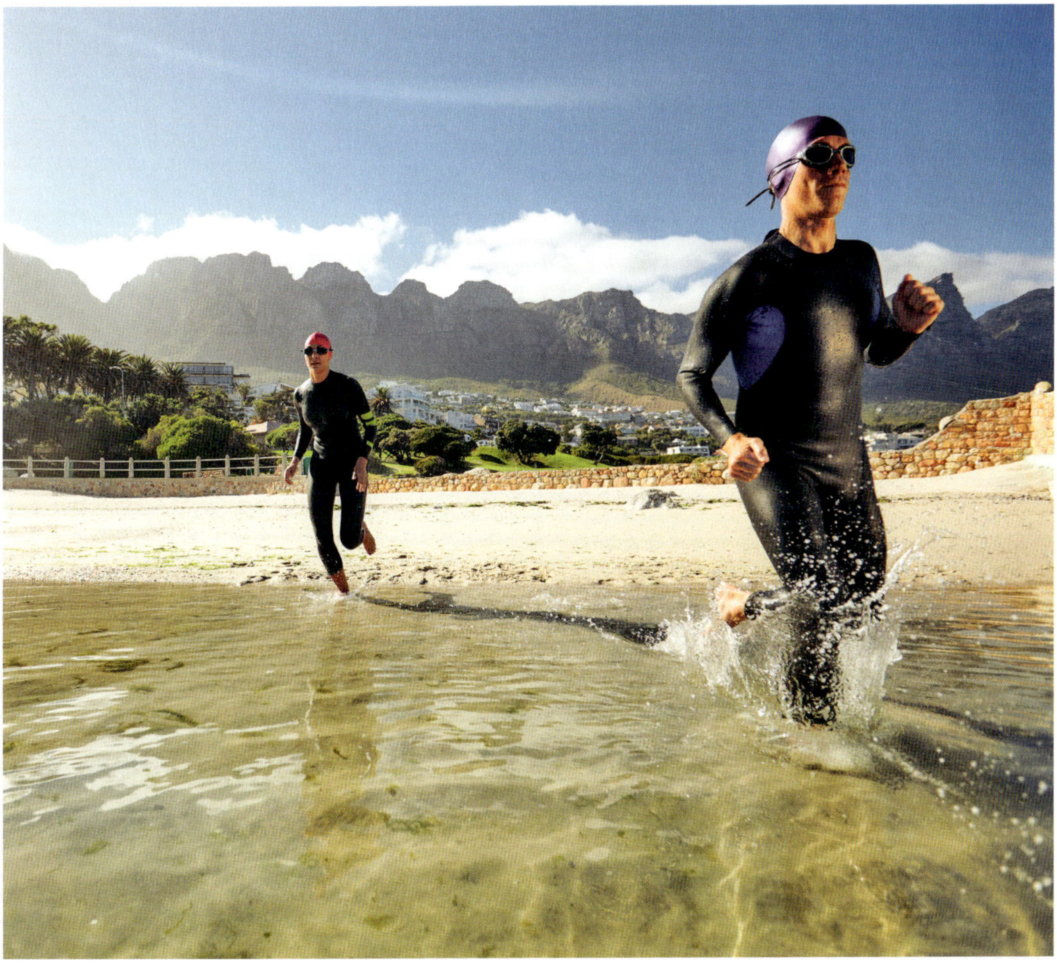

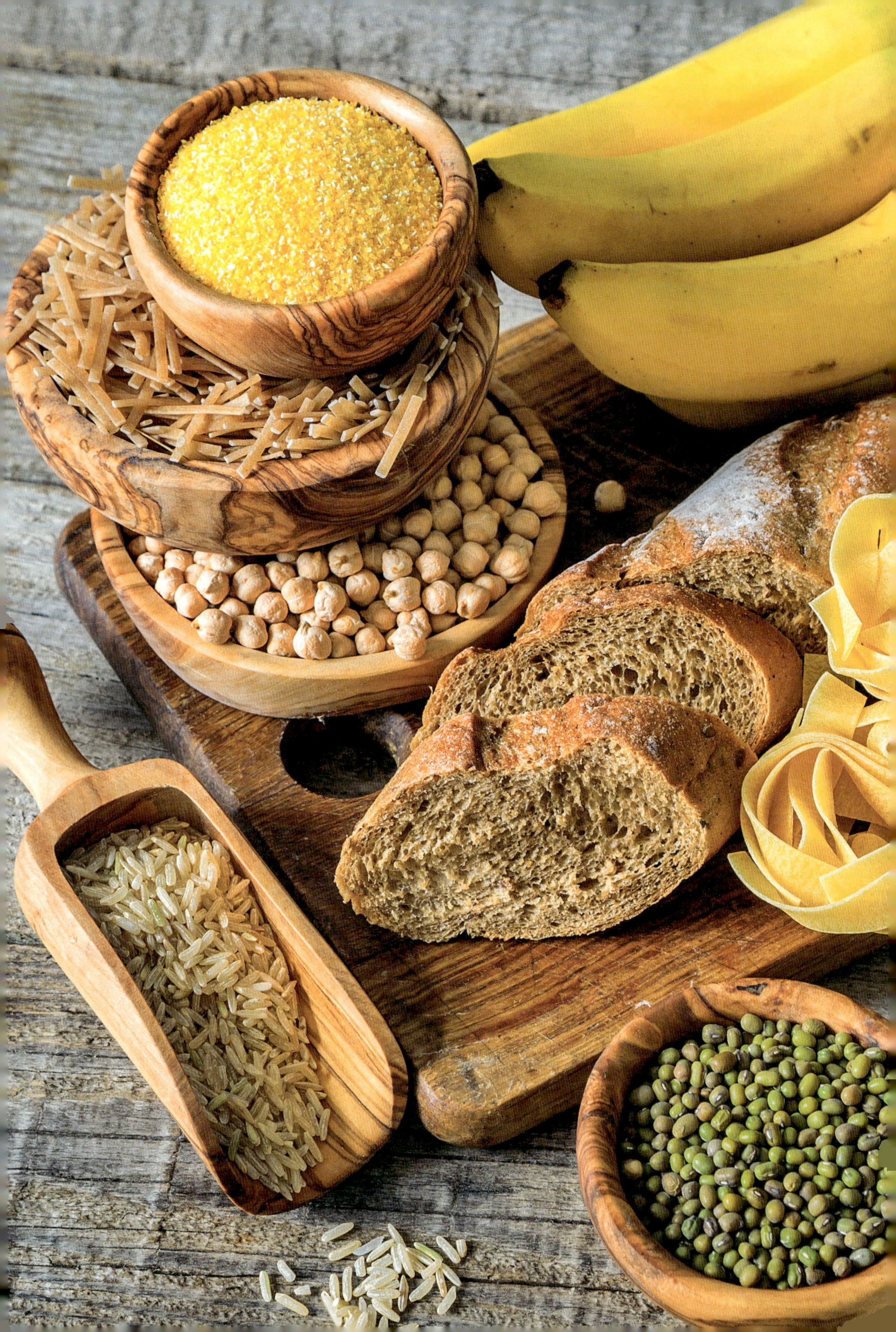

Kapitel 3

Wettkampfernährung

Kohlenhydratzufuhr in Training und Wettkampf

Vor dem Rennen und im Wettkampf selbst ist es wichtig, die Kohlenhydratspeicher gut zu füllen, um möglichst viel „schnelle" Energie bereitzustellen und um den Blutzuckerspiegel aufrechtzuerhalten: Denn unter intensiver Belastung verlangen die Zellen zur Energiegewinnung nach Kohlenhydraten, die sie aus dem Blut aufnehmen können. Sinkt dort deshalb der Blutzuckerspiegel, wird Glykogen sowohl aus intramuskulären Glykogenspeichern abgebaut als auch aus dem Reservoir der Leber mittels des Peptidhormons Glucagon in die Blutbahn freigesetzt und dem Organismus zur Verfügung gestellt. Deshalb sind gefüllte Kohlenhydratspeicher natürlich nicht nur im Wettkampf, sondern beispielsweise auch in umfangreichen Trainingsphasen wichtig.

Unter hoher Belastung sollte der Blutzuckerspiegel durch die regelmäßige Aufnahme von Kohlenhydraten aufrechterhalten werden, um die Muskel- und Leberglykogenspeicher zu schonen. So kann im Wettkampf die Ermüdung etwas hinausgezögert und über eine längere Dauer eine hohe Intensität betrieben werden.

Kohlenhydrate treiben den Motor an, lassen ihn länger laufen und garantieren eine höhere und längere Leistungsfähigkeit. Wie kommt es dann also, dass Kohlenhydrate von vielen Ernährungskonzepten immer wieder infrage gestellt und von manchen Ausdauersportlern geradezu verdammt werden?

Ein Grund sind sicherlich die vielen unterschiedlichen Praktiken, die als Erfolgsmittel zur Gewichtsreduzierung kur-

Anja Beranek, 4. Platz Ironman Hawaii 2016 „Essen ist Training und Training ist Essen: Diese Erkenntnis hat auch bei mir als Profisportlerin etwas Zeit gebraucht, um wirklich anzukommen. In einigen wichtigen Wettkämpfen konnte ich meine Leistung nicht abrufen und musste gar einige schmerzhafte Niederlagen hinnehmen, weil ich diesem komplexen und sehr individuellen Thema in der Vergangenheit zu wenig Aufmerksamkeit gewidmet hatte. Hier heißt es Trial and Error – jeder muss für sich selbst herausfinden, welche Nahrungs- und Nahrungsergänzungsmittel er oder sie verträgt und benötigt. Als ich begann, mich intensiver mit dem Thema zu befassen, habe ich zunächst einmal verschiedene ärztliche und kinesiologische Verträglichkeitstests (Fruktose, Laktose) durchführen lassen. Zusätzlich habe ich ein umfangreiches Blutbild erstellen lassen, um etwaige Defizite in den Mikronährstoffen zu ermitteln. Die Ergebnisse der Tests gilt es dann in die Basis- und Wettkampfernährung umzusetzen und anhand der Inhaltsstoffe die für sich persönlich richtigen Nahrungsergänzungsmittel zu finden.

Und auch das Essen muss trainiert werden – und das nicht erst kurz vor dem Wettkampf, denn Experimente kurz vor dem Rennen können die mikrobielle Besiedlung des Dickdarms durcheinanderbringen und so für Probleme sorgen. Das heißt, dass ich insbesondere bei intensiveren Einheiten immer mit den Wettkampfprodukten trainiere. So habe ich beim Radtraining immer mein Energiegel in der Radflasche mit Wasser aufgelöst und auch beim Laufen pur oder mit etwas Wasser dabei. So kann man im Training auch die optimale Dosierung und Energiemengen für das Rennen in einer Art Eigenstudie herausfinden, während sich der Körper auf diese Weise an die Ernährung gewöhnen kann."

sieren – woraus dann Mythen wie „durch Kohlenhydrate setzt man Fett an" entstehen. Die so stigmatisierten Kohlenhydrate treiben auch Sportler häufig zu dem Versuch, das eigens definierte Idealgewicht mit Gewalt durch eine Reduzierung der Kohlenhydrate zu erreichen. Durch den Verzehr von Kohlenhydraten setzen Menschen aber nur Fett an, wenn die Kohlenhydrate im Energieüberschuss aufgenommen werden: Entscheidend für Gewichtskonstanz oder -abnahme ist immer die Energiebilanz. Ohnehin können Sportler sich auf Dauer keine erhebliche Reduktion der Kohlenhydratzufuhr erlauben, ohne einen signifikanten Leistungsabfall zu provozieren. Wollen wir keine sportlichen Höchstleistungen bringen und uns nicht täglich intensiv belasten, spricht nichts gegen eine kohlenhydratarme Ernährungsweise, solange die DGE-Empfehlungen erfüllt werden. Vermischungen der Ernährungspraktiken von Nichtsportlern und Sportlern sind aber kaum von Erfolg gekrönt – zumindest nicht langfristig.

Eine besondere Bedeutung hat das Auffüllen der Kohlenhydratspeicher natürlich vor dem sportlichen Höhepunkt – dem Wettkampf. Die folgenden wertvollen Tipps zur Wettkampfernährung kommen von Caroline Rauscher, einer Pharmazeutin, die in der Weiterbildung im Bereich Ernährung tätig ist und dabei viele Profiathleten betreut, darunter unter anderem acht Olympia- und diverse Weltcupsieger.

Carboloading ist eine Strategie zur Maximierung der Glykogenspeicher in der Muskulatur vor dem Wettkampf – und von Bedeutung auf fast allen Triathlondistanzen. Auf der Langdistanz sind die Energiespeicher bekanntermaßen ein wesentlicher leistungslimitierender Faktor, aber auch auf kürzeren Distanzen können die Kohlenhydratspeicher eine wichtige Rolle spielen. Weil ein großer Anteil der Belas-

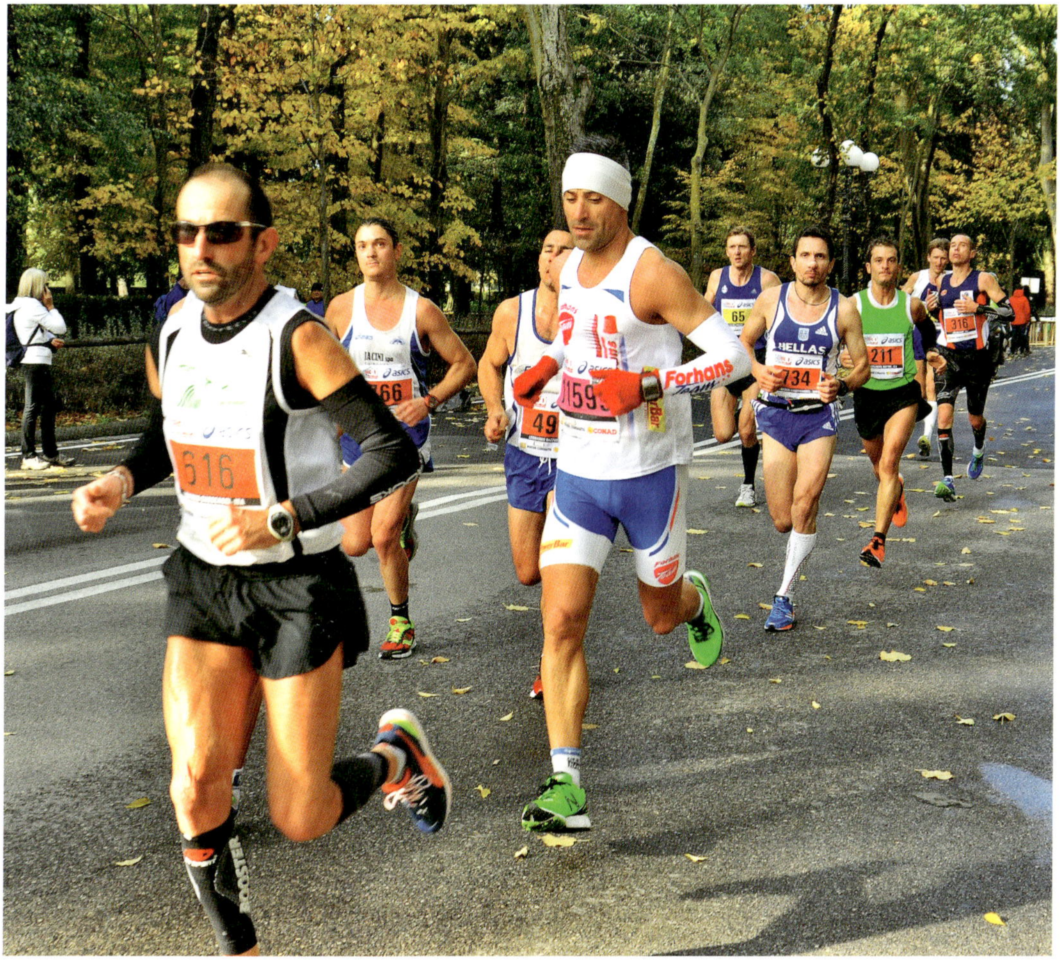

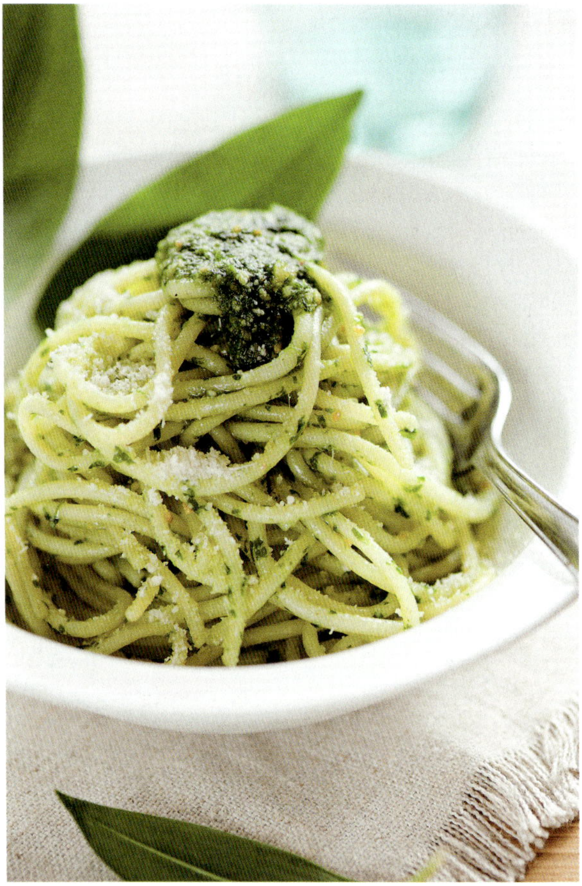

zufuhr geachtet und eine Gewichtszunahme durch das eingelagerte Wasser einkalkuliert werden.

Die Höhe der empfohlenen Kohlenhydratzufuhr richtet sich auch nach der Länge des anstehenden Rennens. Für eine Triathlon-Langdistanz gelten als Richtlinie rund zehn Gramm Kohlenhydrate pro Kilogramm Körpergewicht, die zwei Tage vor dem Rennen zugeführt werden sollten, für eine Sprintdistanz etwa acht Gramm pro Kilogramm Körpergewicht. Am Tag vor dem Rennen reicht die Hälfte dieser Menge. Es ist allerdings wichtig, diese Ladeprozedur vorher zu testen: Speziell Sportler, die eine eher kohlenhydratarme Basisernährung haben, können bei dieser hohen Zufuhr von Kohlenhydraten sonst leicht Probleme mit der Verdauung bekommen.

tung auf diesen Wettkampfdistanzen oberhalb der anaeroben Schwelle liegt, werden anteilsmäßig mehr Kohlenhydrate verstoffwechselt und ein höherer Anteil davon zwar schneller, aber aus energetischer Sicht weniger effektiv in Laktat umgesetzt.

Um Glykogen im Körper zu speichern, braucht es allerdings mehr als nur Kohlenhydrate: Denn bei der Speicherung werden auch Kalium und pro Gramm Glykogen rund drei Gramm Wasser gebunden. Daher muss auch auf die Kalium- und Wasser-

Organisation und Ausstattung im Wettkampf

Es ist wichtig, vor Wettkämpfen herauszufinden, mit welchen Produkten man in welchen Mengen zurechtkommt. Nur durch ausgiebiges Testen können wir die für uns ideale Wettkampfverpflegung finden und unseren Körper daran gewöhnen. Da nicht jeder Veranstalter die Produkte zur Verpflegung anbietet, die wir im Training getestet haben, ist eine detaillierte Planung unserer Rennernährung unabdingbar. Sich am Wettkampftag plötzlich auf die angebotene Ernährung des Veranstalters zu verlassen, birgt das große Risiko einer Unverträglichkeit, die das ganze Rennen ruinieren kann.

Von daher ist es erstrebenswert, bei der Rennverpflegung so unabhängig vom Veranstalter zu sein wie möglich. Am einfachsten ist das auf dem Rad, da es bereits mit einer Trinkflasche am Rahmen und einer zusätzlichen Wasserflasche möglich ist, zumindest die eigene Flüssignahrung zu transportieren. Generell ist Flüssignahrung zu empfehlen, da sie für Magen und Darm einfacher und schneller zu verarbeiten ist als feste Produkte.

Eigene Wettkampfernährung

Rad

Wer sich auf seine eigene Wettkampfverpflegung verlässt, kennt die Mischverhältnisse und kann sich sicher sein, dass sein Körper im Rennen daran gewöhnt sein wird. Selbst wenn im Rennen die gleiche Produktlinie angeboten wird, die auch im Training getestet wurde, besteht das Risiko, dass beispielsweise Getränke aus Pulvern

Susanne Buckenlei, dreifache Siegerin des Norseman Xtreme Triathlon „Entscheidend bei der Verpflegung im Triathlon ist die Radflasche am Rahmen, denn da passt die Energie für viele Stunden Belastung rein. Ich fülle die Gel-Menge, die ich über die erwartete Fahrzeit zu mir nehmen will, in diese Flasche, gebe wegen meiner Unverträglichkeit gegenüber Fruktose einen Teil der kalkulierten Kohlenhydratmenge in Form von Traubenzucker dazu und fülle das Ganze mit Wasser auf. Morgens vor dem Start und auch beim Ausfahren aus der zweiten Wechselzone schüttele ich die Flasche noch einmal kräftig, weil sonst die Gels am Flaschenboden festkleben könnten und nur noch eine wässrige Lösung obenauf schwimmt. Unterwegs greife ich an den Verpflegungsstationen nur zu zusätzlichem Wasser und verpflege mich mit Salztabletten, über die ich pro Stunde ein Gramm Salz zuführe. Hier empfehle ich einfaches Schwedensalz aus der Apotheke, da das weniger unnötige Zusatzstoffe enthält als viele sportspezifische Salzprodukte, die es auf dem Markt gibt.

Zur Eigenverpflegung mit Kohlenhydraten hat man auf dem Rad mit meiner Methode im Grunde zwei Möglichkeiten: Man kann die Gels direkt in konzentrierter Form aus der Flasche trinken und Wasser separat nachtrinken oder aber das Ganze im Rennen immer wieder in ein Trinksystem umfüllen. Ich finde die zweite Variante deutlich besser. Deshalb markiere ich an der Flasche, wie viel Konzentrat ich pro dreiviertel Liter – so viel passt in mein Trinksystem – aufnehmen kann, dann fülle ich das System an der Verpflegungsstelle mit Wasser auf und blase einmal in den Trinkschlauch, damit sich die Mischung vermengt. Auf diese Weise bin ich für 45 bis 60 Minuten versorgt, bevor ich wieder Konzentrat und Wasser nachfüllen muss."

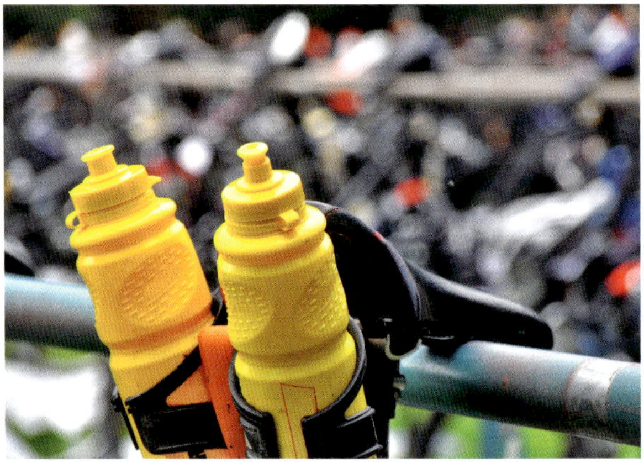

oder zwei Notgels mitzunehmen: Manchmal spürt man, dass der Energiebedarf doch größer ist, als man es selbst errechnet hatte – oder man verliert auf der Strecke etwas von der geplanten Verpflegung, zum Beispiel durch ein Schlagloch. Wer keine Gels mehr sehen kann, kann im Wettkampf durchaus auch einen Notfallriegel oder Schokoriegel mitnehmen. Riegel mit hohem Schokoladenanteil oder -überzug sollten gerade bei Rennen unter warmen Bedingungen allerdings nicht schon beim Check-in auf das Oberrohr geklebt werden.

in einem anderen Mischverhältnis zubereitet wurden, als man selbst es gewohnt ist: In manchen Rennen schmeckt die gereichte Flasche noch immer fast nur nach Wasser, in anderen kleben einem fast die Zähne zusammen, weil die Kohlenhydratkonzentration so hoch ist. So bleibt es schwierig, die Zufuhr der Kohlenhydratmenge zu kontrollieren.

Wer sich auf seine eigene Ernährung verlässt, weiß im Vorfeld, wann er wie viel zu sich nehmen muss, um den Körper auf Hochtouren zu halten – und muss auch bei ungünstiger Verteilung der Verpflegungsstationen nicht unterwegs noch 20 Radkilometer lang auf die nächste Station warten. Die Gefahr, in ein Energieloch zu geraten, ist mit eigener Verpflegung somit deutlich geringer.

Trotzdem empfiehlt es sich, auch bei gut kalkulierter Verpflegung immer ein

Generell gilt aber, dass flüssige Nahrung für den Körper einfacher aufzunehmen ist und den Verdauungstrakt in Training und Wettkampf somit weniger belastet. Allerdings gibt es auch Sportler, bei denen sich bei ausschließlich flüssiger Ernährung im Magen ein Gefühl der Leere einstellt, das

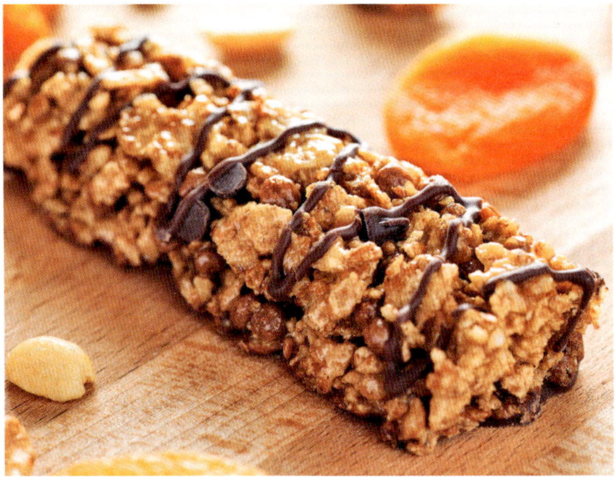

Simone Brändli, zweifache Ironman-Siegerin „Ich werde oft nach meiner Ernährung in Alltag, Training und Wettkampf gefragt. Doch es gibt dafür kein allgemeingültiges Geheimrezept. Tut mir leid! Mit gutem Gewissen kann ich auf solche Fragen nur mit dem Grundsatz einer ausgewogenen Ernährung antworten. Und gut oder gesund ist Ernährung, wenn sie optimal auf den eigenen, individuellen Organismus ausgerichtet ist. Ich versuche deshalb immer auf meinen Körper zu hören und ihn nicht zu kasteien. Er muss mit dem Sport schon genug leisten – da ist es nicht mein Ding, mich auch noch in der Ernährung auf Entbehrungen einzulassen.

Zudem gilt für mich als Langdistanzathletin das Motto ‚lieber genug als zu wenig'. Ich kann Unmengen an Nahrung verdrücken und durchaus auch mal einiges, das eigentlich als ungesund gilt. Hauptsache, es tut mir gut! Gleichzeitig achte ich darauf, meine Ernährung durch Fischöl um Omega-3-Fettsäuren zu ergänzen, und auf eine hohe Mineralstoff-, Protein- und Kohlenhydratzufuhr. Auch der Zeitpunkt der Nahrungsaufnahme, vor allem von Proteinen, spielt für mich im Trainingsalltag eine wichtige Rolle. Im Wettkampf ist mir wichtig, dass ich mich nicht ständig überreden muss, zu essen – ich sollte also etwas bei mir haben, das ich mag, das aber auch die notwendigen Inhaltsstoffe hat. So schwöre ich persönlich auf Salzkartoffeln, Gummibärchen, Weißbrot und Bananen, ergänze aber auch mit Sportriegeln und natürlich Getränkepulvern. Hinzu kommen Salz- und Koffeintabletten und Mineralstoffe ebenso wie Omega-3-Fettsäuren und bestimmte Vitamine. Ein ziemlich umfangreicher Mix, der sich aber über die Jahre entwickelt und bewährt hat."

durch den Verzehr eines Riegels bekämpft werden kann. Wem es so geht und wer deshalb ungern auf feste Nahrung verzichtet, sollte darauf achten, dass der Riegel möglichst einen geringen Anteil an Ballaststoffen und Fruktose enthält, um Magen und Darm möglichst wenig zu belasten.

Auch Salztabletten oder ein Salzzusatz in der Flasche gehören zur Wettkampfernährung und sollten im Training getestet werden. So wirkt man dem Natriumverlust durch das Schwitzen entgegen. Ein bis zwei Gramm Salz pro Stunde reichen, um den entstandenen Salzverlust auszugleichen.

Laufen

Auf der Laufstrecke ist die Eigenverpflegung etwas komplizierter als beim Radfahren – zumal bei vielen Athleten erschwerend hinzukommt, dass der Verdauungstrakt in der aufrechten Laufposition sehr viel schneller arbeitet als in der Liegeposition auf dem Rad. Auch hier ist es aber ratsam, eigene Gels mitzutragen oder sich, falls möglich, an einer Station Eigenverpflegung reichen zu lassen. Da man als Sportler aber nicht beladen wie ein Packesel auf die Laufstrecke gehen will, kann auch auf die im Wettkampf angebotene Verpflegung zurückgegriffen werden. In diesem Fall kann es helfen, darauf zu achten, dass man an den Verpflegungsstellen zusätzlich etwas Cola trinkt, da die darin enthaltene Glukose einer möglichen Unverträglichkeit von Fruktose in den anderen Produkten entgegenwirkt.

Auch in diesem Fall muss die angebotene Verpflegung vorher natürlich stets unter möglichst rennnaher Belastung getestet werden, da sich die Verträglichkeit der Produkte mit der Intensität verändert.

Die Themen Ernährung und Wettkampfverpflegung sorgen bei vielen Sportlern für viel Unsicherheit bis hin zu der – berechtigten – Angst, das komplette Rennen zu ruinieren. Genau das ist aber kontraproduktiv, weil auch das Wohlbefinden und die eigenen Vorlieben eine wichtige Rolle spielen.

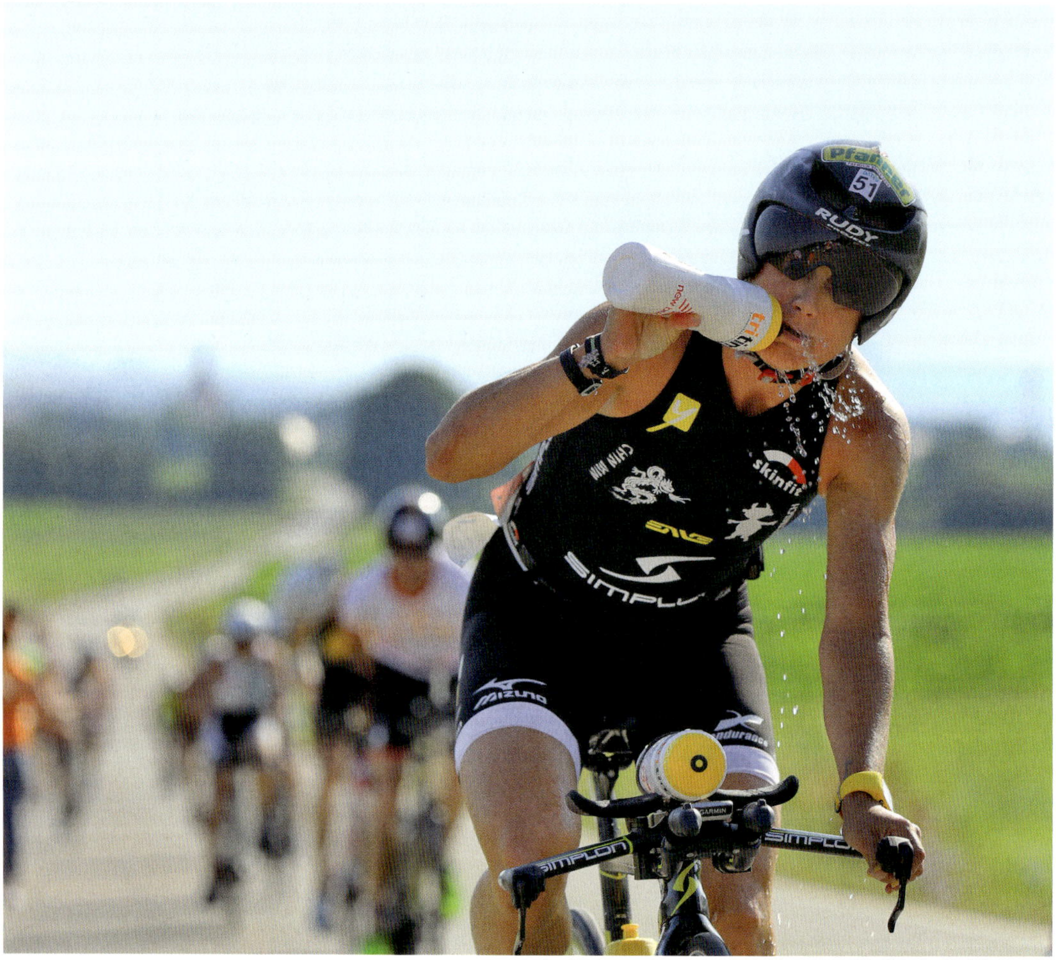

Manuel Reimer, Ernährungswissenschaftler und Ironman-Finisher „Ein anstrengendes Training stürzt den Körper in einen katabolen Zustand, das heißt, er muss durch gewebeabbauende Stoffwechselprozesse Energie gewinnen. Um diesen Zustand schnell zu beenden und in den gewünschten anabolen, also gewebeaufbauenden Zustand zu wechseln, müssen die notwendigen Bausteine unmittelbar nach dem Training zur Verfügung gestellt werden. Sonst kommt der Körper auf die Idee, sich direkt beim Muskel zu bedienen und das Muskeleiweiß zu verfeuern. Der groteske Effekt: Du trainierst und trainierst und verlierst dabei deine mühsam antrainierte Muskelmasse und Leistung. Der Erfolg einer Post-Workout-Mahlzeit resultiert aus der Formel ‚Timing mal Inhalt'.

Das Timing: Direkt nach dem Training öffnet sich, so die Theorie, das sogenannte anabole Fenster. Das anabole Fenster ist eine Phase von bis zu vier Stunden nach dem Training, in der der Körper durch einen Anstieg der Glukosetransporter Nährstoffe besonders gut aufnehmen kann – je schneller nach dem Training, desto besser.

Der Inhalt: Das Ziel ist, dem Körper Energie und Bausteine für den Muskelaufbau bereitzustellen, bevor sich der Körper beides selbst organisiert. Die beiden Makronährstoffe, die diese Rollen am effektivsten ausfüllen, sind Kohlenhydrate und Proteine. Kohlenhydrate werden benötigt, um den zuvor leer trainierten Glykogenspeicher wieder aufzufüllen, Proteine sind der Baustoff deiner Muskulatur. Eigentlich ist es ganz einfach: Wir brauchen Energie und das Material – und schon nimmt alles Formen an. Wie auf dem Bau!

Hormone als Regulatoren des Körpers: Kohlenhydrate wirken nach dem Training doppelt effektiv: Sie füllen die leeren Glykogenspeicher wieder auf und setzen den katabolen Effekten nach hartem Training machtvolle Gegenspieler vor. So weist ein schneller Anstieg des Insulinspiegels nach dem Training das katabole Hormon Cortisol in die Schranken. Das Stresshormon wird während und nach einer intensiven Einheit ausgeschüttet und resultiert im schlimmsten Fall in Muskelabbau und Leistungsverlust. Insulin dagegen ist ein stark anaboles Hormon. Ein steigender Spiegel trägt also dazu bei, dass der Stoffwechsel-Schalter direkt nach dem Training von katabol auf anabol umgelegt werden kann. Außerdem sorgt Insulin für eine verbesserte Glukoseaufnahme der Zellen.

Geeignete Lebensmittel: Um die Insulinkurve schnell nach oben zu treiben, benötigt man kurzkettige, einfache Kohlenhydrate. Sie werden schnell vom Darm in die Blutbahn geschleust und stehen dort zur Verfügung. Kurzkettige Kohlenhydrate sind Maltodextrin oder Dextrose, wie man sie zum Beispiel in reifen Bananen, Honig, Energieriegeln oder fertig angemischten Post-Workout-Pulvern findet. Empfohlen wird nach einem intensiven Training etwa ein Gramm Kohlenhydrate pro Kilogramm Körpergewicht. Das ist nicht wenig. Also: Keine falsche Scheu vor Kohlenhydraten, vor allem nicht in Zusammenhang mit dem Training."

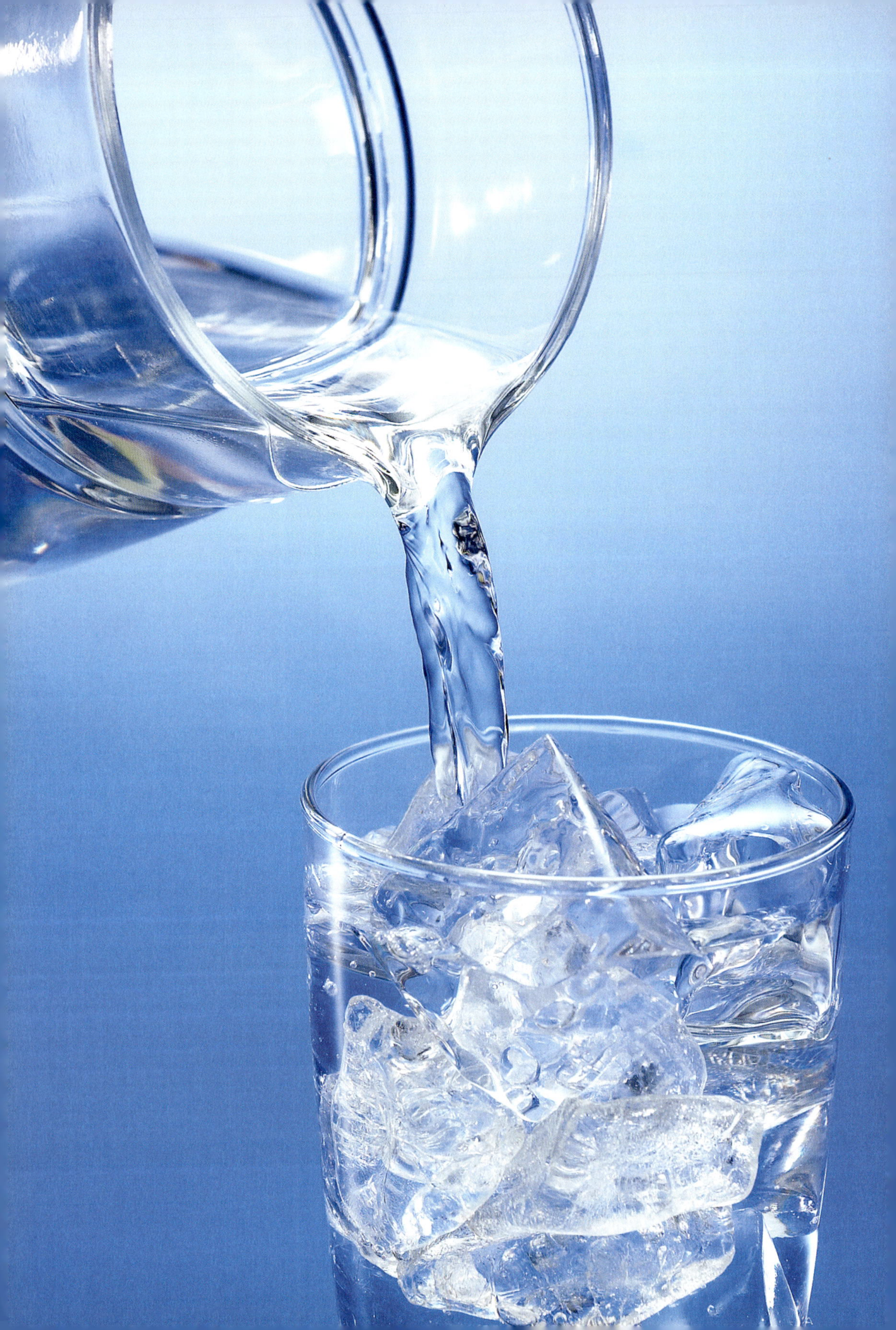

Kapitel 4

Flüssigkeitshaushalt

Auf den ersten Blick scheint es banal zu sein, aber man erkennt doch schnell, dass es viele Probleme bezüglich der optimalen Menge und richtigen Zusammensetzung eines Sportgetränks geben kann. Im Alltag sind es meist Unverträglichkeiten gegen bestimmte Inhaltsstoffe, die Probleme bereiten, wie zum Beispiel die Fruktose im Fruchtsaft.

Im Sport wird der Bedarf durch mehrere Faktoren beeinflusst. Dazu gehören beispielsweise das Geschlecht, die Körpergröße, das Gewicht, der Muskelanteil, aber auch der aktuelle Trainingszustand, also das Niveau des Sportlers, und die Schweißrate bei Belastung. Im Allgemeinen steigt mit dem Trainingsniveau der Anteil an Wasser im Körper und somit auch die Schweißrate. Der Flüssigkeitsbedarf nimmt also zu. Hinzu kommen auch äußere Einflussfaktoren wie das Wetter, die Temperatur, die Luftfeuchtigkeit und die Intensität der Belastung.

Die Magenentleerungsgeschwindigkeit entscheidet mit darüber, wie schnell die zugeführte Flüssigkeit vom Magen in den Darm entlassen und dort in die Zellen aufgenommen und weitertransportiert wird. Verzögert wird sie beispielsweise durch Fett,

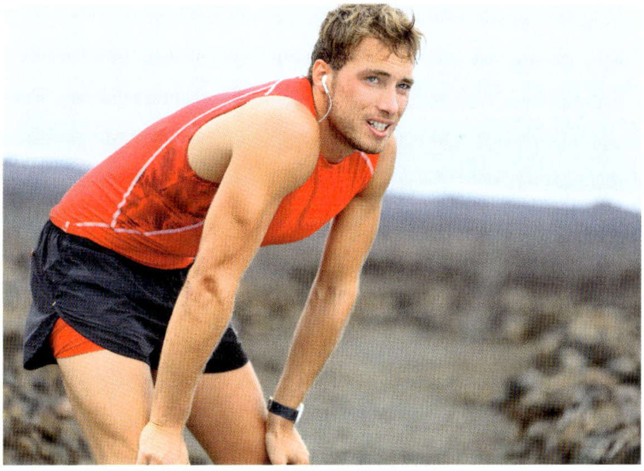

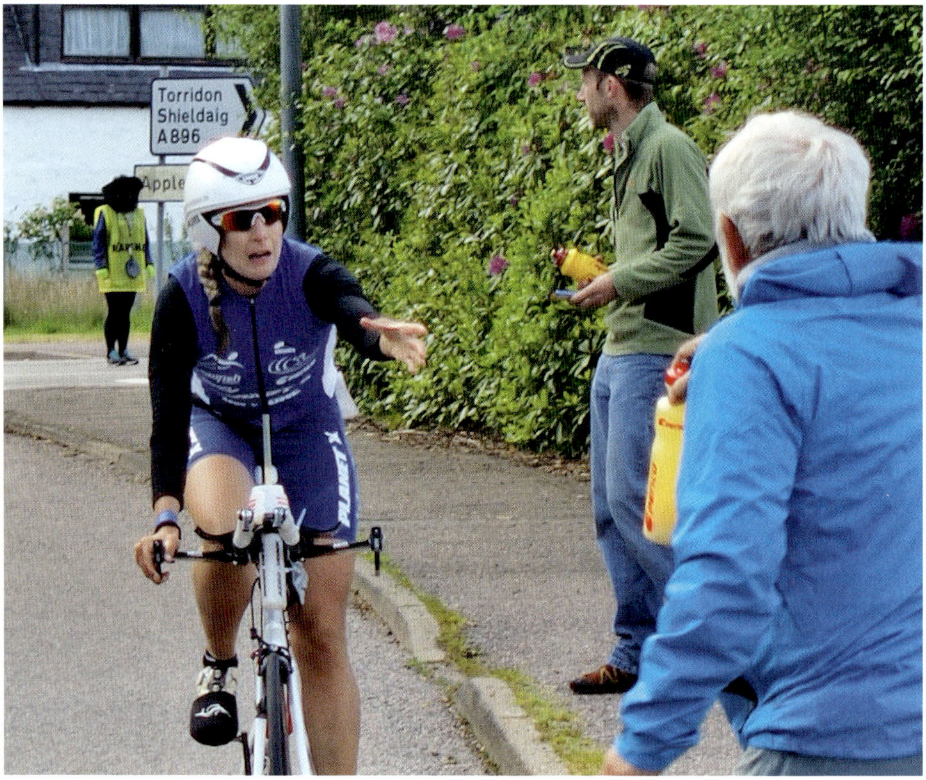

weshalb unmittelbar vor einem Wettkampf keine fettreichen Mahlzeiten verzehrt werden sollten. Auch Ballaststoffe sollten deshalb im Wettkampf gemieden werden: Sie werden sehr langsam verdaut, nehmen viel Platz ein und binden im Darm Flüssigkeit und mitunter auch Nährstoffe, die dadurch nicht mehr zur Aufnahme durch die Darmzellen zur Verfügung stehen. Da sie in den Dickdarm weitergelangen, führen Ballaststoffe im Rennen außerdem auch zu Magen-Darm-Beschwerden – vor allem, wenn man sonst nicht auf eine ballaststoffreiche Ernährung achtet und die Verdauung daher nicht darauf eingestellt ist.

Ab einer Belastungsintensität von etwa 70 Prozent werden die Magenentleerung und Verdauung insgesamt verlangsamt, weil das Blut vor allem in den Extremitäten gebraucht wird. Obwohl wir uns also wünschen würden, dass bei höherer Leistung mehr Nährstoffe und Wasser aufgenommen werden können, wird die Verdauung tatsächlich langsamer. Auch die Gefahr einer Dehydrierung steigt, da wir häufig mehr Flüssigkeit über den Schweiß verlieren, als wir unter Belastung effektiv aufnehmen können. Deshalb ist auch die schnelle Wiederauffüllung in der Regenerationsphase nach Belastungen wichtig.

Trinken in Training und Wettkampf

Trinken in Training und Wettkampf ist sicherlich einer der individuellsten Bereiche der Ernährung und kann von Person zu Person stark variieren.

Bei einer sportlichen Aktivität erhöht sich der Flüssigkeitsbedarf aufgrund der Schweißverluste. Wie viel Schweiß ein Sportler verliert, hängt von verschiedenen Faktoren ab: Intensität und Dauer der Belastung, Trainingszustand, Geschlecht, persönliche Veranlagung und klimatische Bedingungen beeinflussen die benötigte Flüssigkeitsmenge.

Wichtig: Bei hoher Belastung sinkt die Geschwindigkeit, in der sich der Magen entleert, und somit auch die Transportfähigkeit des Magens. Daher ist es wichtig, bereits vor harten Belastungen ausreichend zu trinken. Ein voller Magen transportiert allerings auch schlecht. Deshalb lieber regelmäßig, dafür aber in kleineren Mengen trinken.

Die Zusammensetzung des Getränks spielt ebenfalls eine wichtige Rolle. Ein zu hoher Fruktosegehalt, reines Wasser und zu viele Ballaststoffe sind bekannte Probleme. Die richtige Mischung macht's.

Tipp 1: So lecker und natürlich es ist – reine Fruchtsäfte können sich schnell negativ auf den Magen auswirken. Häufig haben wir hier einen zu hohen Kohlenhydratanteil, wodurch Wasser in den Magen gezogen wird, was wiederum zu Durchfall führt. Das Verhältnis von Fruktose zu Glukose sollte 1:2 betragen (Glukose hilft bei der Aufnahme der Fruktose, die sehr häufig zu Problemen beim Sportler führt).

Tipp 2: Gerade im Triathlon wird beim Laufen häufig Cola in den Verpflegungsstellen angeboten. Cola kann sehr gut funktionieren, um den Körper auf den finalen Kilometern noch einmal in Schwung zu bringen, aber nicht jeder verträgt sie. Daher sollte jeder Athlet bereits im Training Cola testen, wenn er plant, im Rennen Cola zu sich zu nehmen.

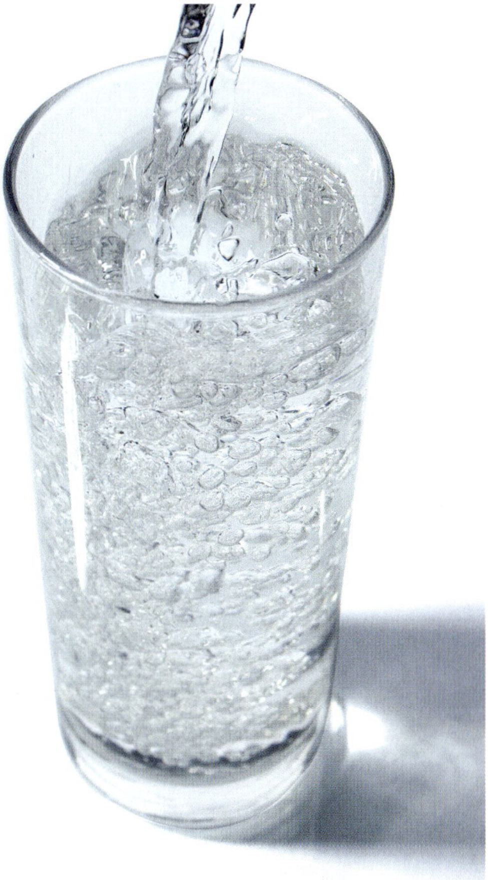

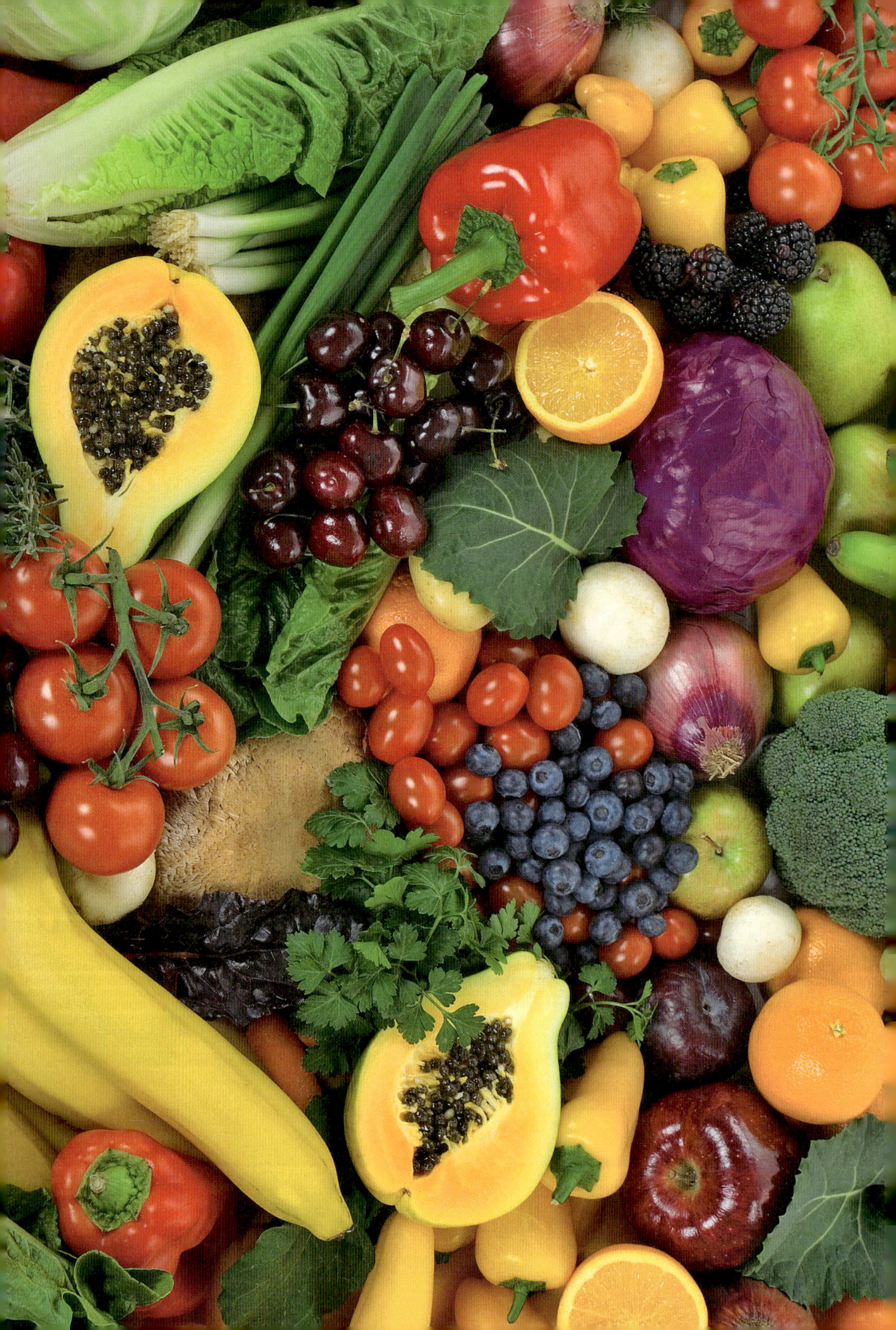

Kapitel 5

Mineralstoffe und Vitamine

Mineralstoffe

Mineralstoffe sind für den Sportler von großer Bedeutung, da sie eine Vielzahl verschiedener Aufgaben und Funktionen haben, die die reine Erbringung sportlicher Leistungen weit übersteigen: Dazu gehören der Stoffwechsel, der Flüssigkeitshaushalt, welcher wiederum gerade bei Hitze eine entscheidende Rolle bei der Thermoregulation spielt, der Sauerstofftransport, die Muskelarbeit, die Herztätigkeit und die Immunabwehr. Wir unterscheiden bei den Mineralstoffen zwischen Elektrolyten, die auch als Mengenelemente bezeichnet werden, und den Spurenelementen, die ihren Namen den niedrigeren Zufuhrempfehlungen verdanken.

Mengenelemente

Magnesium ist ein Strukturbaustein und dient zur Aufrechterhaltung der Muskelarbeit und des Stoffwechsels. Für die optimale Bioverfügbarkeit nimmt man es am besten über den Tag verteilt zu sich – oder, falls Magnesium supplementiert wird, in Form von Retard-Kapseln, da sie das Magnesium nur langsam freisetzen und der Körper eine geringe Aufnahmefähigkeit für Magnesium besitzt. Die DGE empfiehlt eine Zufuhr von 300 bis 350 Milligramm pro Tag, was beispielsweise dem Verzehr von 100 Gramm Sonnenblumenkernen oder Mohn, 200 Gramm Reis oder 300 Gramm Roggen entspricht. Sportler haben aber häufig hohe Verluste über den Schweiß, weshalb bei manchen eine Supplementierung sinnvoll sein kann. Gute Magnesiumquellen in der Nahrung sind zum Beispiel Vollkornprodukte, Mineralwasser, tierische Produkte, Kartoffeln und Kerne.

Kalzium ist für den Knochenbau (Knochen und Zähne), für die Reizübertragung,

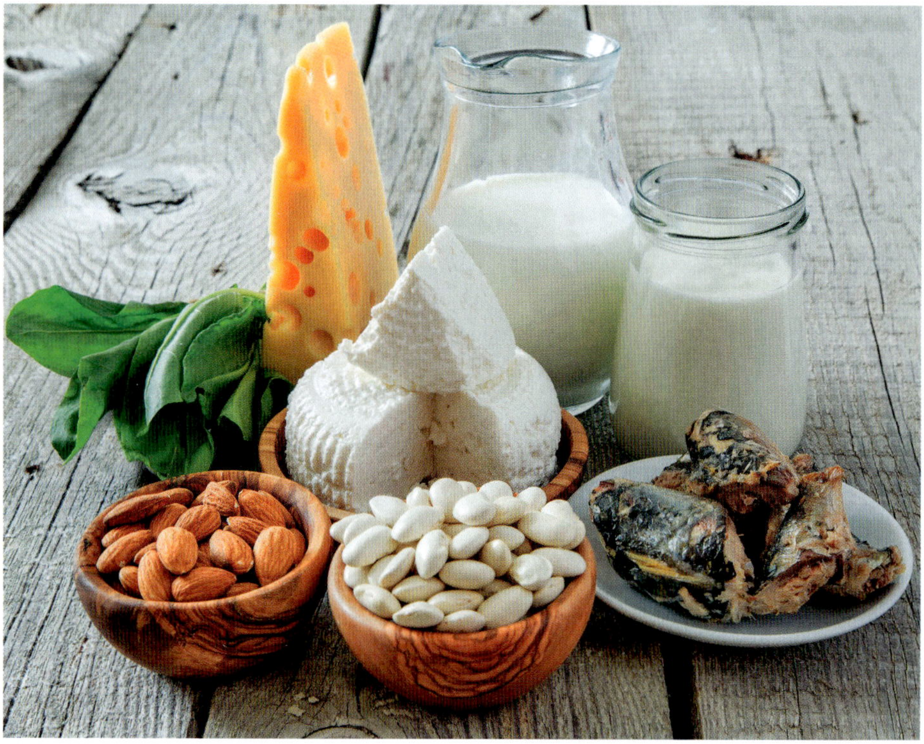

Muskelarbeit und Blutgerinnung notwendig. Bei einem Kalziummangel droht die Gefahr der Osteoporose. Die DGE empfiehlt eine Zufuhr von etwa 1.000 Milligramm pro Tag, die sich beispielsweise über zwei bis drei Liter einiger kalziumhaltiger Mineralwässer decken lassen. Für die Aufnahme von Kalzium aus dem Darm in den Körper ist dieser auf eine ausreichende Vitamin-D-Versorgung angewiesen.

Gute Kalziumquellen in der Nahrung sind zum Beispiel Milchprodukte, Samen und Nüsse, Gemüse, Obst und Mineralwasser.

Natrium reguliert den Wasserhaushalt und unterstützt die Erregungsweiterleitung sowie die Muskelarbeit. Die DGE empfiehlt die Zufuhr von 550 Milligramm pro Tag, allerdings haben Sportler über den Schweiß erhöhte Verluste. Für Sportler empfiehlt sich unter Belastung der Einsatz von Schwedensalz (Kochsalztabletten). Eine zu hohe Natriumzufuhr geht aufgrund der engen Verbindung zum Wasserhaushalt aber häufig mit Bluthochdruck einher.

Gute Natriumquellen in der Nahrung sind zum Beispiel Kochsalz, Mineralwasser, Fisch, Gouda, Fleischprodukte.

Kalium ist elementar wichtig für den osmotischen Druck, die Muskeltätigkeit und Zellprozesse. Im Gegensatz zu Natrium, das im Körper außerhalb der Zellen in der extrazellulären Matrix vorliegt, liegt Kalium vor allem innerhalb der Körperzellen vor. Bei einem Mangel kann es zu Muskelschwäche, Blutdruckschwankungen und Herzrhythmusstörungen kommen. Empfohlen wird durchschnittlich aktiven Menschen die Zufuhr von 2.000 Milligramm Kalium täglich, die beispielsweise in 100 Gramm Aprikosen oder Sojabohnen, 200 Gramm Pfirsichen, 500 Gramm Vollkornbrot oder 200 Gramm Tomatenmark enthalten sind. Gute Kaliumquellen in der Nahrung sind zum Beispiel Tomatenmark, Bananen, Aprikosen, Fleisch, Fisch und Trockenobst.

Spurenelemente

Eisen ist zentraler Bestandteil des roten Blutfarbstoffs Hämoglobin und als solcher besonders wichtig für den Sauerstofftransport und die Blutbildung. Empfohlen wird die Zufuhr von zehn Milligramm pro Tag, Sportler und Frauen vor der Menopause haben allerdings einen höheren Bedarf, der häufig nicht über die Nahrung gedeckt wird. Bei einem Test des Eisenstatus ist es wichtig, nicht nur das Bluteisen untersuchen zu lassen, sondern auch die Speicherform Ferritin.

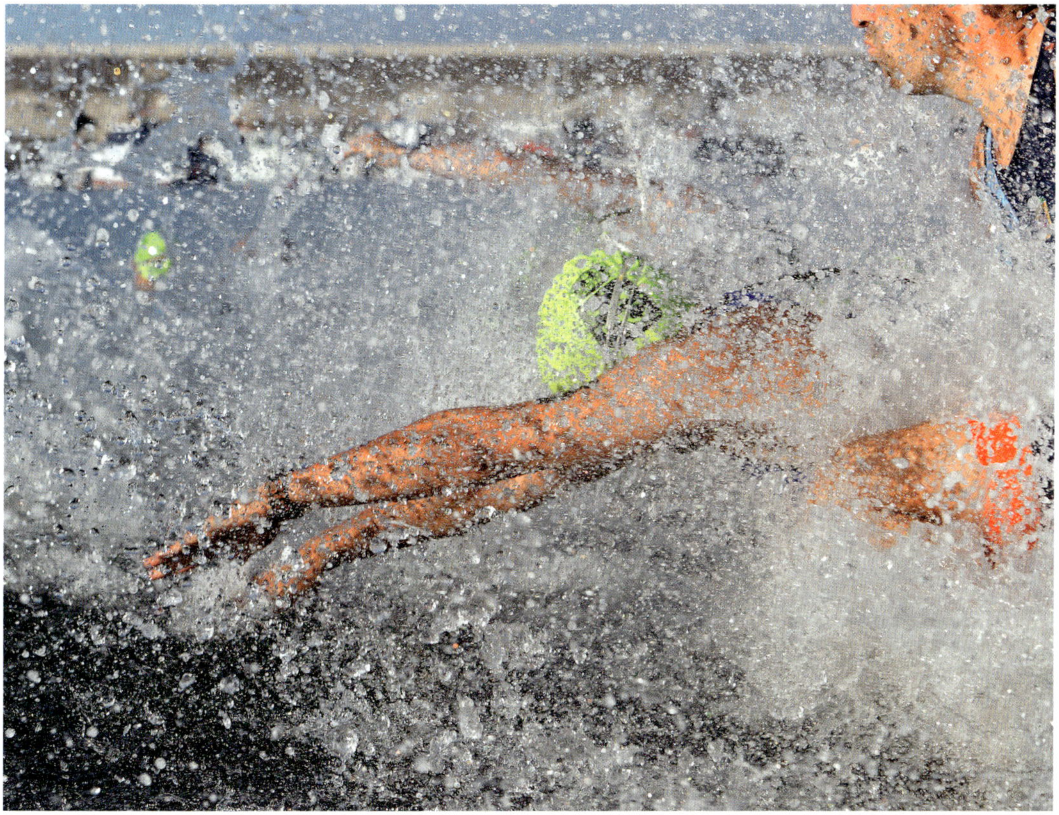

Die Aufnahme erfolgt effektiver aus tierischen als aus pflanzlichen Lebensmitteln, verbessern lässt sich die Resorption außerdem durch die gleichzeitige zusätzliche Zufuhr von Vitamin C. In Nahrungsergänzungsprodukten bei denen viele Sportler allerdings Probleme mit der Verträglichkeit haben, ist Vitamin C häufig bereits zugesetzt.

Gute Eisenquellen in der Nahrung sind zum Beispiel Fleisch, Leber, Hefe, Vollkornprodukte, Gemüse und Hülsenfrüchte.

Zink ist ein wichtiger Faktor bei der Wundheilung, nimmt Einfluss auf die Haut und die Aufrechterhaltung der normalen Arbeit des Immunsystems und damit bei der Infektabwehr sowie bei der Stoffwechselfunktion. Empfohlen wird üblicherweise die Zufuhr von bis zu 10 Milligramm pro Tag, allerdings haben Sportler durch erhöhte Schweißverluste einen höheren Bedarf.

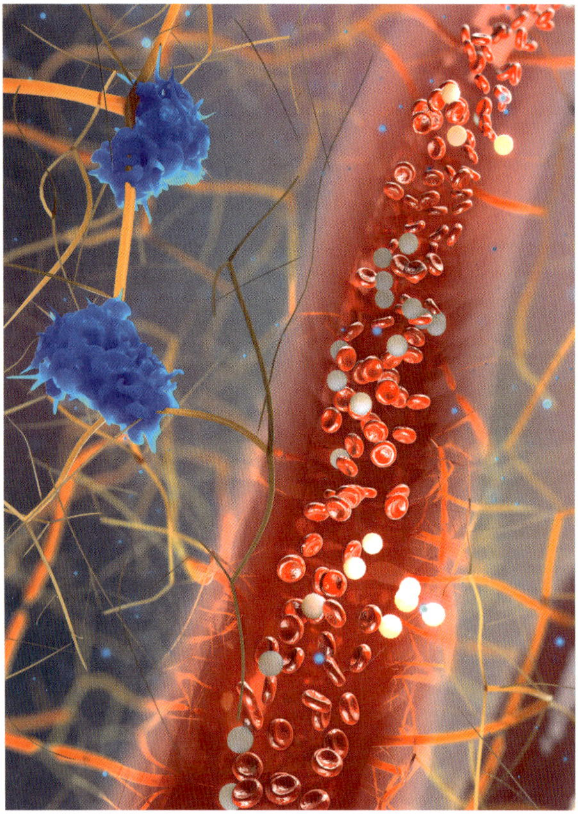

Gute Zinkquellen in der Nahrung sind zum Beispiel Fleisch, Leber, Meeresfrüchte, Käse, Eigelb und Weizenkeime.

Jod wird vom Körper für die Bildung der Schilddrüsenhormone benötigt und war in Deutschland über viele Jahre ein Mangelelement. Ein Mangel kann zur Kropfbildung und einer Schilddrüsenunterfunktion führen, Folgen sind Stoffwechselstörungen und bei Sportlern damit deutliche Einbußen in der Leistungsfähigkeit. Durch die mittlerweile gängige Jodierung des Speisesalzes und des industriell verwendeten Salzes ist die Jodmangel-Prävalenz in den vergangenen Jahren allerdings deutlich gesunken.

Gute Jodquellen in der Nahrung sind zum Beispiel Jodsalz und Seefisch.

Vitamine

Vitamine sind nicht nur maßgeblich an Soffwechselvorgängen beteiligt, sondern auch am Aufbau, Abbau und verschiedenen Umbauprozessen im Körper. Auch an der Blutbildung sind Vitamine entscheidend beteiligt. Darüber hinaus unterstützen sie die Immunabwehr, dienen als Radikalfänger und Antioxidantien. Lediglich Vitamin D kann vom Körper bei ausreichender UV-B-Einstrahlung im richtigen Winkel vom Körper selbst synthetisiert werden. Alle anderen Vitamine müssen jederzeit über die Nahrung zugeführt werden, sind also essenziell.

Bevorzugt sollte die Versorgung des Körpers mit Vitaminen über eine ausgewogene Ernährung erfolgen. Hierfür empfehlen sich Obst, Gemüse, Vollkornprodukte, aber auch tierische Lebensmittel. Je nachdem, wie sie im Darm aufgenommen und im Körper gespeichert werden, unterteilt man Vitamine in wasser- und fettlösliche Vitamine.

Eine Supplementierung über Nahrungsergänzungsmittel ist angezeigt, wenn bei regelmäßigen Blutbildern Mängel nachgewiesen wurden. Eine Supplementierung sollte nicht leichtfertig vorgenommen werden: Während wasserlösliche Vitamine bei übermäßiger Zufuhr zwar üblicherweise problemlos über den Urin ausgeschieden werden, kann eine Überversorgung mit fettlöslichen Vitaminen negative Folgen haben.

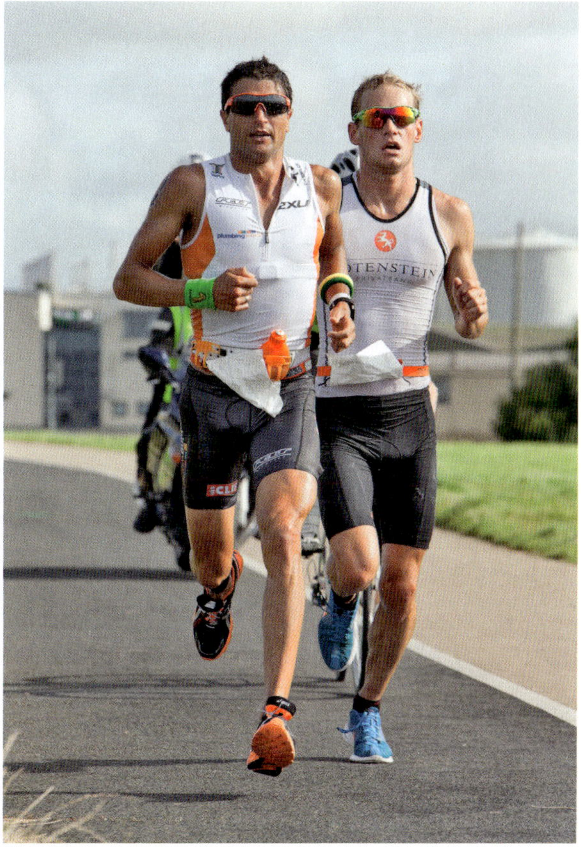

Fettlösliche Vitamine

Vitamin A (Retinol) wird vom Körper für das Wachstum, den Aufbau von Haut, Schleimhäuten und roten Blutkörperchen benötigt, elementar ist es außerdem beim Sehvorgang vor allem im Dunkeln. Außerdem hilft es bei der Zellteilung und wird im Eiweißstoffwechsel benötigt.

Gute Vitamin-A-Quellen in der Nahrung sind ausschließlich tierische Lebensmittel wie zum Beispiel Leber, Thunfisch, Aal, Butter, Eigelb, Margarine und Milch.

Beta-Carotin ist ein sogenanntes Provitamin A, also ein Vorläufer des Vitamin A. Im Körper übernimmt es daher dieselben Aufgaben.

Gute Beta-Carotin-Quellen in der Nahrung sind zum Beispiel gelbes, rotes, grünes Gemüse und Obst wie Karotten, Paprika, Kürbis, Salat und Aprikosen.

Vitamin D (Cholecalciferol) hilft bei der Regulierung des Kalziumstoffwechsels und beim Knochenaufbau, auch im Immunsystem spielt es eine wichtige Rolle. Bei einem Mangel kann eine Erweichung der Knochen (Osteoporose und Rachitis) erfolgen, das Risiko beispielsweise für Ermüdungsbrüche steigt. Bei ausreichender UV-B-Einstrahlung im richtigen Winkel über die Sonne stellt der Körper – wenn die Haut nicht durch Sonnenmilch oder Kleidung verdeckt wird – sehr effektiv selbst Vitamin D her. Allerdings ist diese Einstrahlung in Deutschland nur etwa von Mai bis September ausreichend. Da über die übliche westliche Ernährungsweise die Deckung der von der DGE empfohlenen 20 Mikrogramm (800 Internationale Einheiten) kaum möglich ist, ist für die meisten Menschen eine Supplementierung zumindest von Oktober bis April angezeigt. Der Bedarf von Sportlern kann erhöht sein.

Gute Vitamin-D-Quellen in der Nahrung sind zum Beispiel Leinöl, Fettfisch wie Lachs oder Hering, Butter und Milchprodukte.

Vitamin E (Tocopherol) ist ein wichtiges Antioxidant und fungiert außerdem als Enzymbaustein. Seine antioxidative Wirkung wird dadurch verstärkt, dass es eine zentrale Rolle bei der Regeneration von Vitamin C im Organismus spielt.

Gute Vitamin-E-Quellen in der Nahrung sind zum Beispiel pflanzliche Öle, Getreide und Eier.

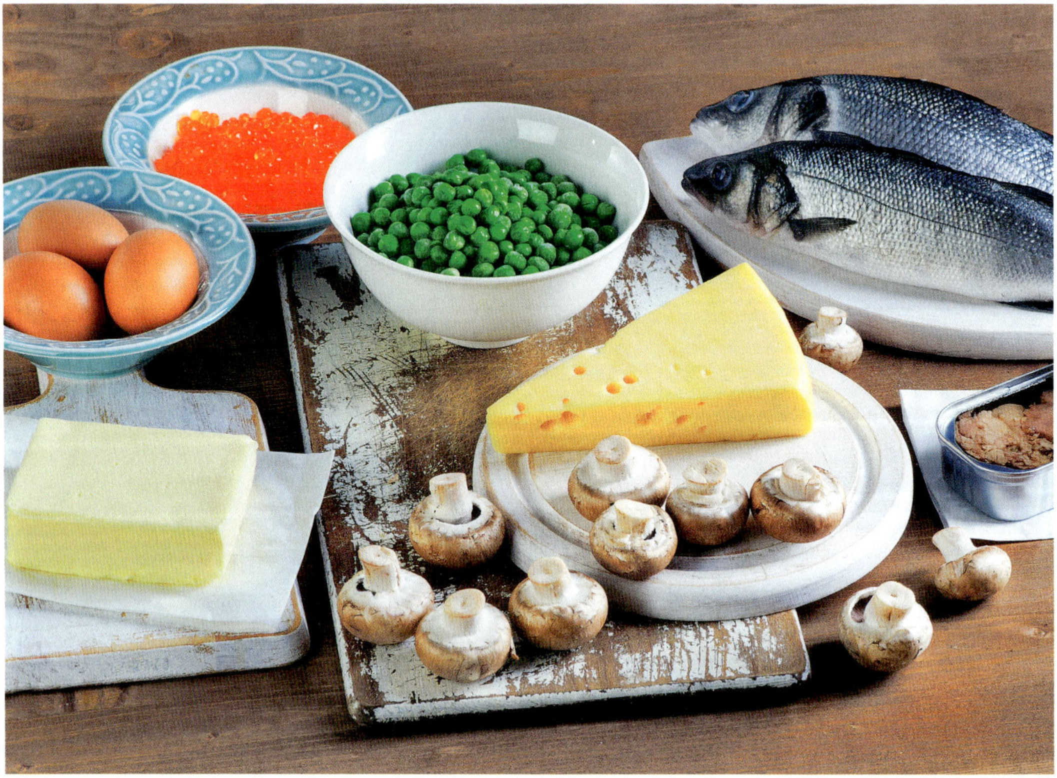

Vitamin K (Phyllochinon) wird vor allem für die Blutgerinnung und die Knochenbildung benötigt. Außerdem hilft es bei der Prävention von Gefäßverkalkungen (Arteriosklerose) und unterstützt die Regulierung des Zellwachstums. Es ist weit verbreitet sowohl in tierischen als auch in pflanzlichen Lebensmitteln.

Gute Vitamin-K-Quellen in der Nahrung sind zum Beispiel Blattgemüse, Feldsalat, Spinat, Zwiebeln, Weizen und Hühnerei.

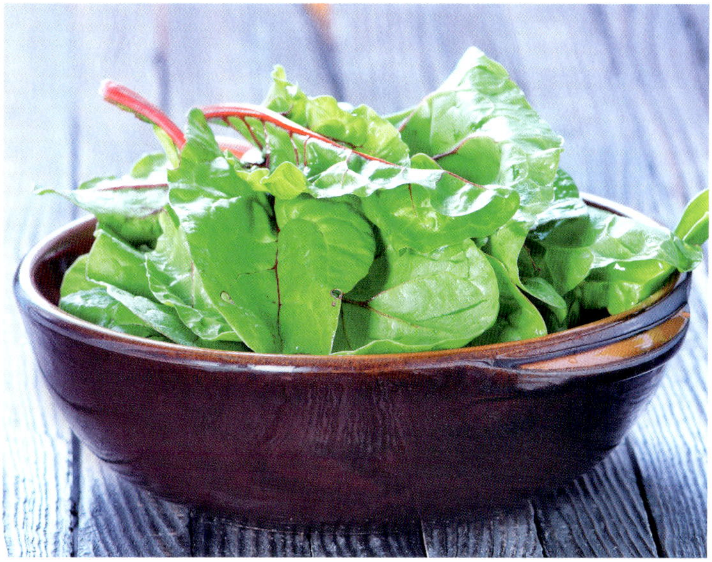

Wasserlösliche Vitamine

Vitamin C (Ascorbinsäure) ist ein Antioxidant und Radikalfänger, das die normale Funktion der Immunabwehr und den Schleimhautschutz unterstützt. Es fördert außerdem die intestinale Eisenaufnahme und den Hormonaufbau. Bei Mangel drohen Skorbut, Schleimhautschäden, Müdigkeit und eine erhöhte Infektanfälligkeit. Besonders hohe Gehalte finden sich in pflanzlichen Lebensmitteln in der Schale und direkt darunter. Gute Vitamin-C-Quellen in der Nahrung sind zum Beispiel Zitrusfrüchte, Kiwis, Beeren, Hagebutten, Paprika, Kartoffeln, Kohl und Brokkoli.

B-Vitamine haben wichtige Funktionen in verschiedenen Stoffwechselprozessen wie beispielsweise dem Kohlenhydratstoffwechsel. Außerdem werden sie für den Auf- und Abbau von Fett und Aminosäuren benötigt und spielen eine große Rolle bei der Bildung der roten Blutkörperchen.

Gute Vitamin-B-Quellen in der Nahrung sind zum Beispiel Vollkornprodukte, Hefe, Milchprodukte, Eier, pflanzliche und tierische Lebensmittel.

Folsäure dient der Zellteilung, der Hämoglobinbildung, dem DNA-Aufbau und der Umwandlung des in zu hohen Konzentrationen im Körper gefährlichen Homocysteins in Methionin. Eine Supplementierung kann für viele Menschen sinnvoll sein, da die Zufuhrempfehlung von 300 Mikrogramm (Schwangere bzw. Frauen, die schwanger werden wollen: 550 Mikrogramm) über die westliche Ernährungsweise selten gedeckt wird.

Gute Folsäure-Quellen in der Nahrung sind zum Beispiel Hefe, Blattgemüse, Hülsenfrüchte, Milchprodukte, Weizenkeime, Kalbs- und Geflügelleber.

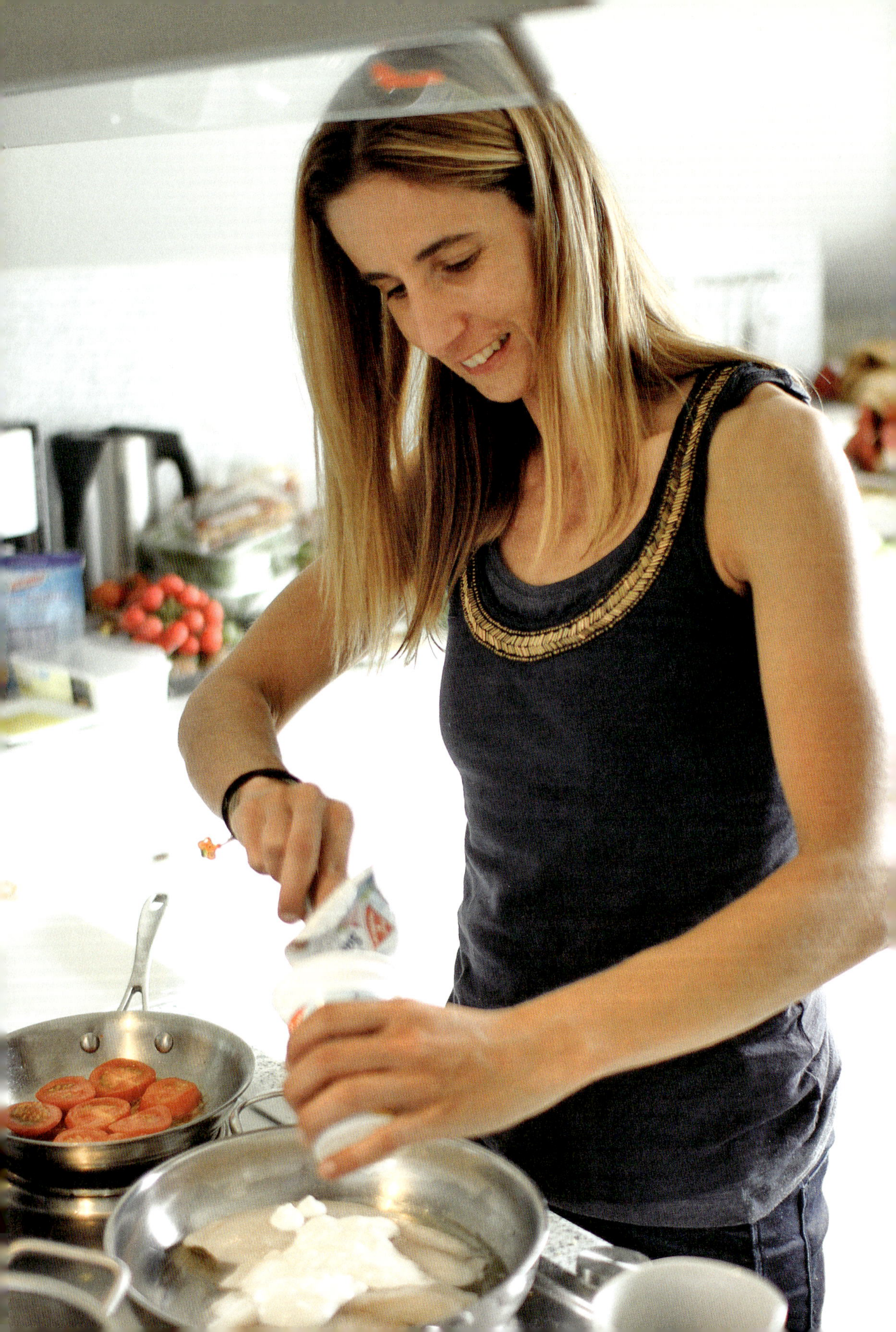

Kapitel 6

Rezepte

Scharf macht schnell: Kräuter und Gewürze

15 kleine Chilischoten hat die ehemalige Langstreckenläuferin Ingalena Heuck in Hochphasen geschluckt – in den Mund und sofort runter damit. Warum? Weil das in Chili enthaltene Alkaloid Capsaicin Entzündungen im Körper reduzieren, den Stoffwechsel anheizen und gleichzeitig Schmerzen senken soll.

Kein Wunder, dass ihr persönliches Lieblingsrezept für heiße Schokolade ebenfalls Chili enthält: 200 Milliliter Milch erwärmen, in einer Tasse 1 Teelöffel Zimt, 2 Teelöffel Kakao und 1–3 Messerspitzen Chilipulver mischen, mit etwas Milch anrühren und anschließend mit der restlichen Milch aufgießen. Je nach Geschmack mit 1–2 Teelöffeln Honig süßen.

Chili ist nur eines von vielen wirkungsvollen Kräutern und Gewürzen, denen positive Wirkungen nachgesagt werden. Greifen Sie also ins Gewürzregal und sparen Sie nicht bei Kakao, Zimt, Kurkuma, Kreuzkümmel, Chili, Vanille oder Pfeffer. Auch frische Kräuter wie Basilikum, Thymian, Rosmarin, Oregano, Schnittlauch und Petersilie sollten täglich verzehrt werden.

Als reinste Wunderwaffe gilt Ingwer: Antioxidativ und entzündungshemmend soll die Wurzel auf den Körper wirken und somit den Magen-Darm-Trakt stabilisieren und Erkältungen vorbeugen. Als Tee, im Frühstücksshake oder in der Gemüsepfanne: Ingwer kann vielseitig eingesetzt werden und wertet jede Mahlzeit auf.

Am besten fängt man schon beim Frühstück mit je einem Teelöffel Kakao und Zimt im Müsli oder im Kaffee an und verwendet zum Würzen mehr Kräuter statt Salz.

Rezeptvorschläge für die ganze Saison

Übergangszeit: reduziertes Training

Die Übergangszeit ist die Zeit des reduzierten Trainings. Der Energiebedarf wird etwas heruntergefahren und die Kohlenhydrate können reduziert werden.

Der Fokus liegt auf Lebensmitteln, die eine geringe Insulinantwort hervorrufen, sowie auf einem hohen Proteinanteil, wodurch der Körper sich von der Saison erholen kann.

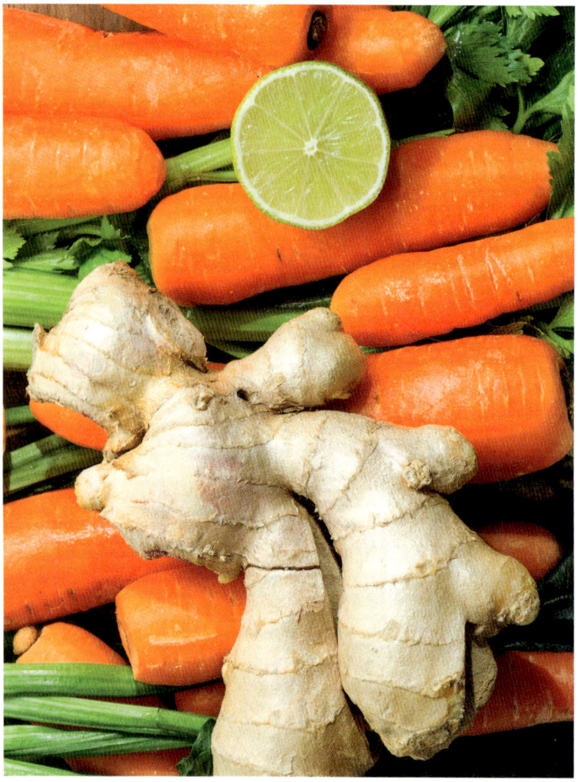

Mit Vitaminen und Mineralstoffen wird dem Körper wieder auf die Beine geholfen und die kommende Saison kann nicht nur mental, sondern auch körperlich vorbereitet werden.

Frühstück
- Amarant und Hirse mit Sojamilch und Früchten (S. 75)
- Hüttenkäse mit Erdbeeren und Körnermix (S. 79)

Suppen
- Tomatensuppe mit Zwiebeln und Brotcroûtons (S. 95)
- Minestrone (S. 92)
- Kürbis-Karotten-Suppe mit Ingwer (S. 91)

Hauptspeisen
- Ratatouille mit Pangasiusfilet (S. 136)
- Grünes Thaicurry mit Gemüse, Mango und Cashewkernen (S. 144)
- Gedämpfter Lachs auf Salat und gebratenem Gemüse (S. 123)
- Linsensalat mit Schafskäse und Croûtons (S. 128)
- Arabisches Gulasch (S. 108)

Zwischenmahlzeiten
- Kichererbsensalat mit Tofu (S. 103)
- Milchshake nach Caroline Rauscher (S. 104)

Nachspeisen
- French Toast mit Früchten und körnigem Frischkäse (S. 151)
- Milchreis (S. 155)
- Smoothie (S. 159)

Hauptsaison: umfangreiches, spezifisches Training

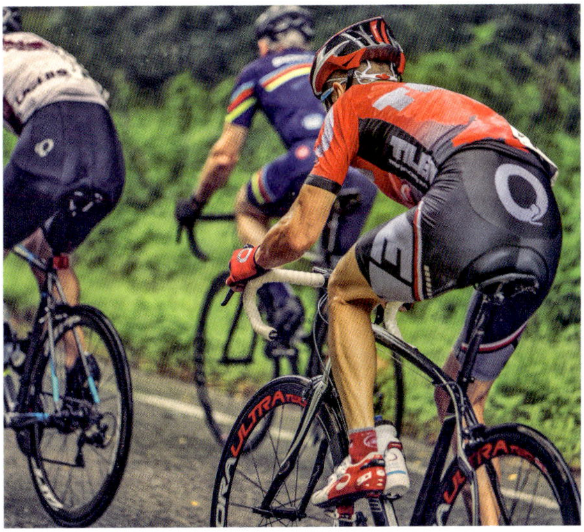

Die Hauptsaison ist die Zeit des umfangreichen, spezifischen Trainings, die dem Körper viel abverlangt. Der Energiebedarf ist stark erhöht und Kohlenhydrate garantieren, dass wir am Race Day auch körperlich in Topform sind.

Eine besonders ausgewogene Ernährung steht hier im Fokus. Vitamine und Proteine sind hier genauso wichtig wie Mineralstoffe und Kohlenhydrate. Um die Belastung des Insulinhaushalts gering zu halten, greifen wir vorrangig auf längerkettige Kohlenhydrate zurück. Unsere komplette Ernährung ist darauf ausgelegt, die im Training angestoßenen Aufbau-, Umbau- und Reparaturprozesse zu gewährleisten.

Frühstück
(vor einem umfangreichen Trainingstag)
- French Toast mit Früchten und körnigem Frischkäse (S. 151)
- Müsli aus Haferflocken, Äpfeln und Karotten (S. 76)
- Pancakes (S. 80)

Suppen
- Kürbis-Karotten-Suppe mit Ingwer (S. 91)
- Gemüse-Brot-Eintopf mit Ei (S. 84)
- Französische Zwiebelsuppe mit Toast und Käse überbacken (S. 83)

Hauptspeisen
- Gnocchi mit Tofu und Gemüse (S. 112)
- Pasta mit Lachs und Riesengarnelen (S. 127)
- Afrikanischer Eintopf (S. 107)
- Couscous mit Granatapfel, Mandelsplittern und Hüttenkäse (S. 111)
- Rindfleischstreifen auf Dinkel mit Gemüse (S. 139)
- Hackfleisch mit Linsen, Kirschtomaten und Champignons (S. 116)
- Gnocchi mit Tofu und Gemüse (S. 112)
- Ofenkartoffel mit Salat und verschiedenen Toppings (S. 131)
- Risotto mit Speck und Pilzen (S. 140)

Zwischenmahlzeiten
- Italienischer Nudelsalat (S. 100)
- Brauner Reis mit Rosinen, Nüssen und Staudensellerie (S. 99)

Nachspeisen:
- Brownies (S. 147)
- Grießbrei mit gekochten Beeren (S. 152)
- Tiramisu mit Erdbeeren (S. 148)
- Schupfnudeln (S. 156)

Wettkampfwoche: Speicheraufladung mit geringer Magen-Darm-Belastung

In der Wettkampfwoche geht es darum, die Speicher aufzuladen, ohne dabei Magen und Darm zu stark zu belasten.

Der Körper hat generell einen erhöhten Energiebedarf und die Muskel-, Leber-, und Blutglykogenspeicher müssen mit Kohlenhydraten aufgefüllt werden.

Leicht verdauliche Speisen sorgen für eine Entlastung des Magen-Darm-Trakts. Daher werden in der unmittelbaren Rennvorbereitung der Ballaststoff- und Proteinanteil in der Ernährung reduziert.

Da es ebenfalls wichtig ist, die Flüssigkeitszufuhr zu garantieren und die Natriumspeicher zu füllen, eignen sich in der Rennwoche Suppen besonders gut als Zwischenmahlzeiten. Dank des Taperings, also des reduzierten Trainings, sollte ausreichend Zeit zum Kochen vorhanden sein.

Frühstück
(für den Wettkampfmorgen)
- rein flüssige Alternative bei Problemen der Nahrungsaufnahme am Wettkampfmorgen

Suppen
- Haferflockensuppe mit Petersilie (S. 87)
- Kartoffelsuppe (S. 88)
- Kürbis-Karotten-Suppe mit Ingwer (S. 91)

Hauptspeisen
- Pasta mit Kirschtomaten, Rucola und Parmesan (S. 132)
- Kartoffelbrei mit Sesamkarotten und Sellerie (S. 120)
- Ofenkartoffel mit Salat und verschiedenen Toppings (S. 131)

Nachspeisen
- Grießbrei mit gekochten Beeren (S. 152)
- Milchreis (S. 155)

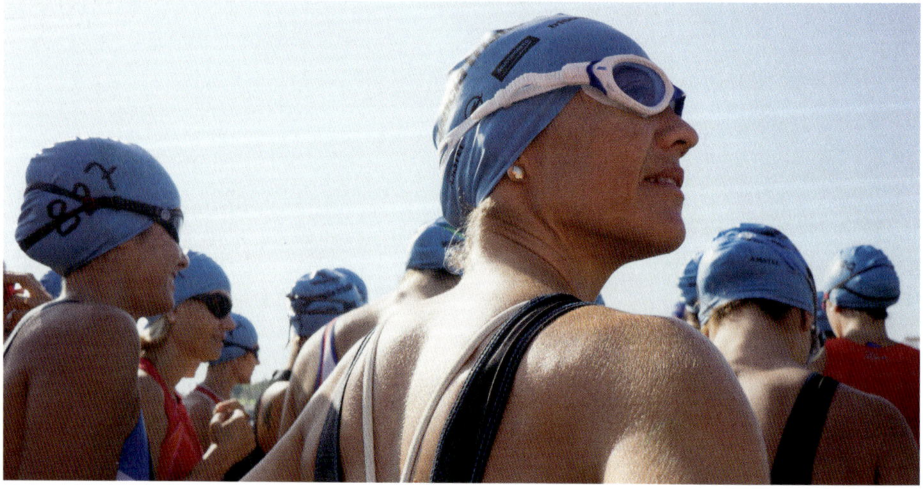

Regeneration: Reparatur zerstörter Strukturen

Nach einer langen Saison gilt es, den Fokus wieder weiter zu fassen und sich körperlich und mental zu erholen.

Vom Ernährungsstandpunkt her geht es vor allem darum, zerstörte Strukturen wiederherzustellen. Die Energiespeicher müssen schnell aufgefüllt und der Proteinanteil sollte ordentlich nach oben geschraubt werden, damit die Reparaturprozesse ablaufen können.

Auch wenn viele Athleten jetzt das Bedürfnis haben, sich bei der Ernährung mal so richtig auszutoben, gilt für den Körper: Je disziplinierter in dieser Phase gegessen wird, desto schneller geht die Regeneration voran und umso besser klappt der Wiedereinstieg in die neue Saison oder die Vorbereitung auf das nächste Saisonhighlight.

Frühstück
- Grießbrei mit gekochten Beeren (S. 152)
- Hüttenkäse mit Erdbeeren und Körnermix (S. 79)

Suppen
- Haferflockensuppe mit Petersilie (S. 87)
- Kürbis-Karotten-Suppe mit Ingwer (S. 91)
- Gemüse-Brot-Eintopf mit Ei (S. 84)

Hauptspeisen
- Quiche mit Roggenvollkornmehl und Ziegenkäse (S. 135)
- Linsensalat mit Schafskäse und Croûtons (S. 128)
- Lachs im Blätterteig (S. 124)
- Vollkornpasta mit Kapern und Pesto (S. 115)
- Pasta mit Lachs und Riesengarnelen (S. 127)
- Seelachs mit Tomaten und Mozzarella überbacken auf Couscous (S. 143)

Zwischenmahlzeiten
- Kichererbsensalat mit Tofu (S. 103)
- Bohnensalat mit Spargel (S. 106)

Nachspeisen
- Tiramisu mit Erdbeeren (S. 148)
- Milchshake nach Caroline Rauscher (S. 104)
- Smoothie (S. 159)

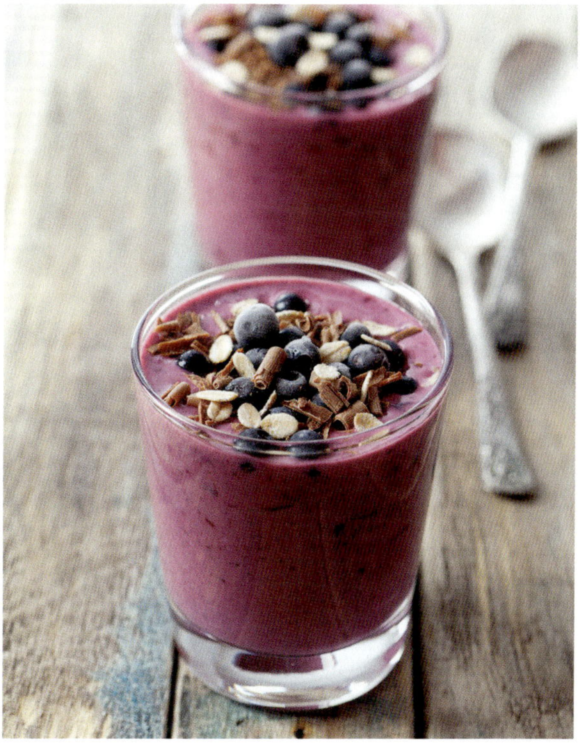

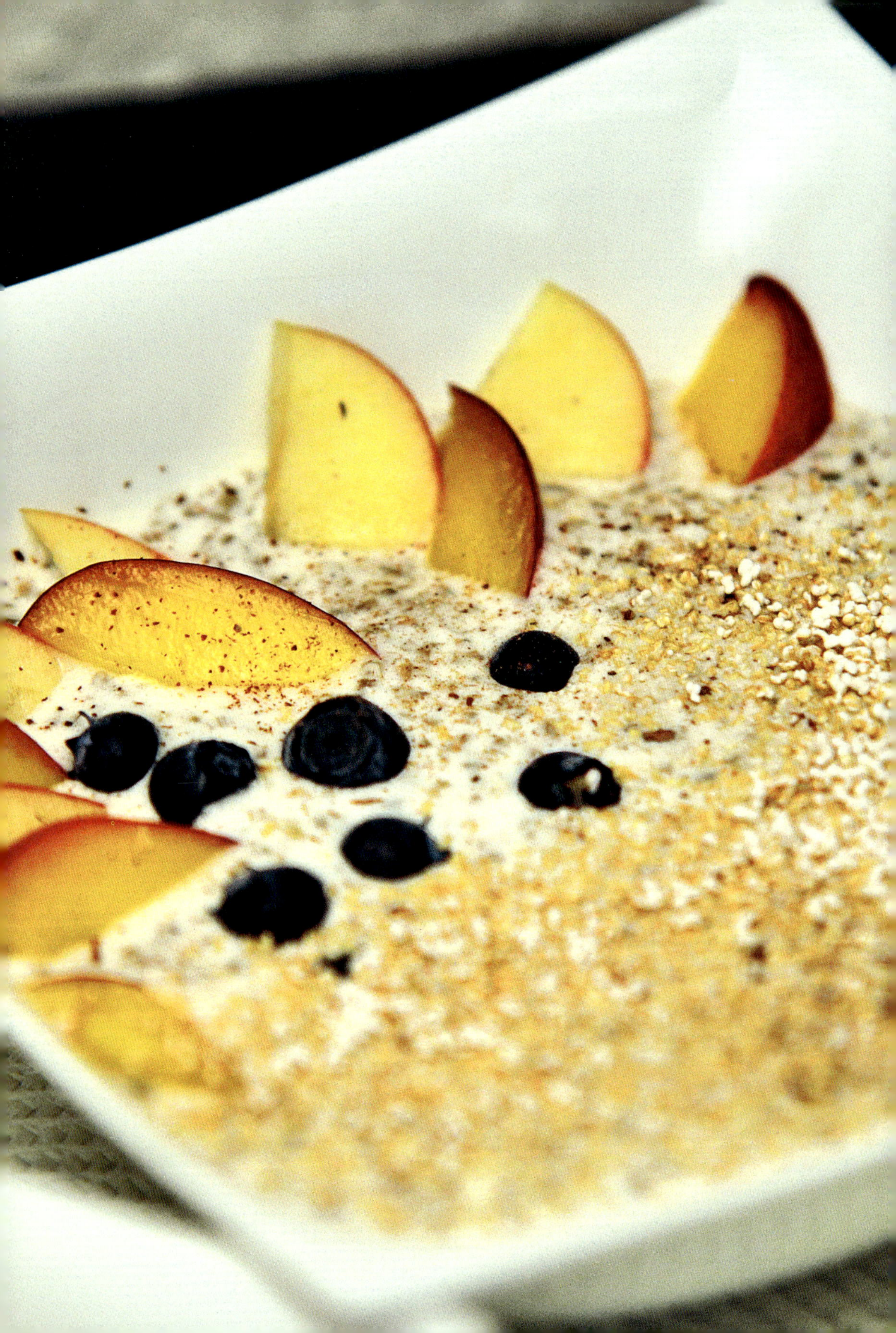

Amarant und Hirse mit Sojamilch und Früchten

Zutaten

2 Portionen

125 g Amarant
125 g Hirse
500 ml Sojamilch, halbfett, ungesüßt
1–2 Pfirsiche
1 Apfel
1 Schale Blaubeeren
optional: eine Prise Zimt

Dekoration
etwas Amarant gepoppt

Zubereitung

Pfirsich(e) und Apfel waschen, Kerne entfernen und in Scheiben scheiden. Blaubeeren waschen. Sojamilch mit Amarant und Hirse unter ständigem Rühren erhitzen und circa 15 Minuten köcheln und anschließend etwas abkühlen lassen. Pfirsich, Apfel und Blaubeeren dazugeben und mit gepopptem Amarant und wahlweise Zimt dekorieren.

Tipp

Wer das Frühstück kalt genießen möchte, sollte Amarant und Hirse am Vorabend mit der Sojamilch aufkochen und dann über Nacht im Kühlschrank stehen lassen. Natürlich eignet sich nach Belieben auch anderes Obst. Mit Sojajoghurt kann das Gericht verlängert werden.

Müsli aus Haferflocken, Äpfeln und Karotten

Zutaten

2 Portionen

100 g kernige Haferflocken
200–300 ml Soja- oder Mandelmilch, ungesüßt
1–2 EL Natur- oder Sojajoghurt, fettarm
2 Äpfel
1–2 Karotten
1 TL Zitronensaft
100 g gemahlene Haselnüsse oder gehobelte Mandeln
1 EL ganze Haselnüsse
1 EL ganze geschälte Mandeln

Zubereitung

Haferflocken mit Milch und Jogurt vermischen. Äpfel und Karotten waschen, schälen, hobeln und zusammen mit Haselnüssen, Mandeln und Zitronensaft unterheben.

Tipp

Auch anderes Obst – zum Beispiel Beeren – oder getrocknete Rosinen schmecken sehr gut dazu!

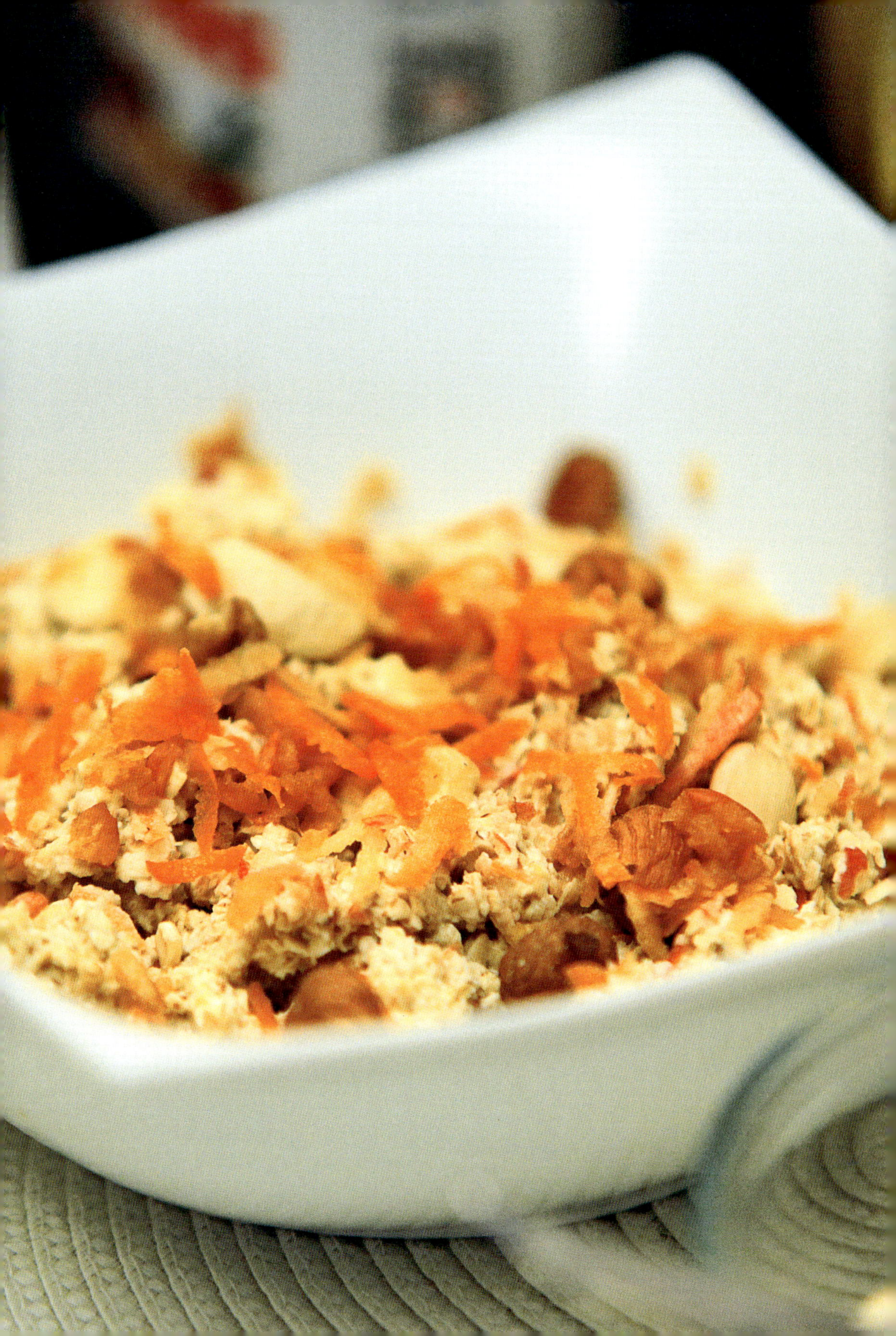

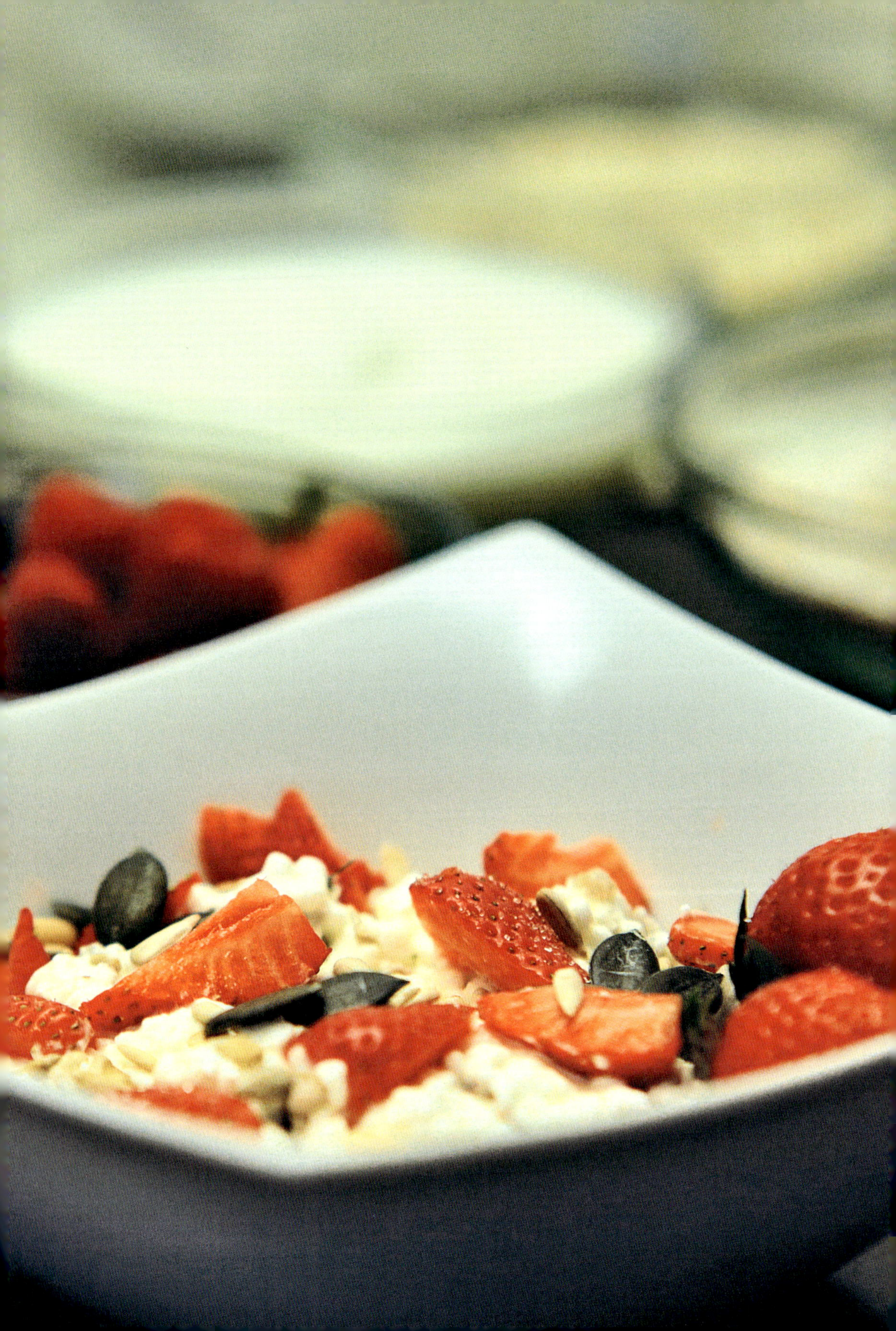

Hüttenkäse mit Erdbeeren und Körnermix

Zutaten

2 Portionen

1 Becher körniger Hüttenkäse
100 ml Soja- oder Mandelmilch, ungesüßt
1 Schale Erdbeeren
150 g gemischte Kerne (Sonnenblumen-, Kürbis- und Pinienkerne)

Zubereitung

Hüttenkäse und Soja- oder Mandelmilch verrühren. Erdbeeren waschen, in kleine Stücke schneiden und zusammen mit den Kernen unterrühren. Ggf. Haferflocken mit Wasser oder Sojamilch aufweichen und unterheben.

Tipp

Wer nicht vollständig auf Low Carb setzt, fügt noch 1–2 Tassen feine Haferflocken hinzu, die zuvor in Wasser aufgeweicht wurden. Auch gekochter Buchweizen schmeckt gut dazu und gibt etwas mehr Biss!

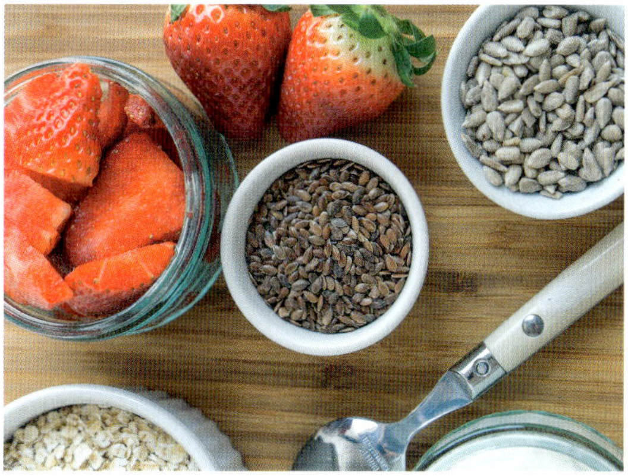

Pancakes mit verschiedenen Füllungen

Zutaten

4 Portionen

Pancakes
500 g Mehl
2–4 Eier (nach Belieben)
300–400 ml Milch
200 ml Wasser
Salz nach Belieben
pro Pancake ½ TL Sonnenblumenöl oder Butter

Füllungen
200 g frische oder gefrorene Früchte
oder
1–2 TL Schokocreme pro Pancake
oder
1–2 TL Zimt-Zucker-Mischung pro Pancake (mit braunem Zucker)

Dekoration
optional 1–2 EL gemahlener Puderzucker

Zubereitung

Mehl, Milch, Wasser, Eier und Salz mit dem Rührgerät oder Schneebesen glattrühren. Die Anzahl der Eier verändern den Geschmack. Je mehr Eier, desto mehr geht der Geschmack in Richtung Omelett. Je weniger Flüssigkeit, umso dicker werden die ausgebackenen Pfannkuchen.
Öl oder Butter in einer großen Pfanne erhitzen und eine Suppenkelle Teig darin ausbacken. Jede Seite circa 2 Minuten anbraten.
Nach Belieben und Energiebedarf mit Früchten, Schokocreme oder Zimt-Zucker-Mischung füllen und servieren!

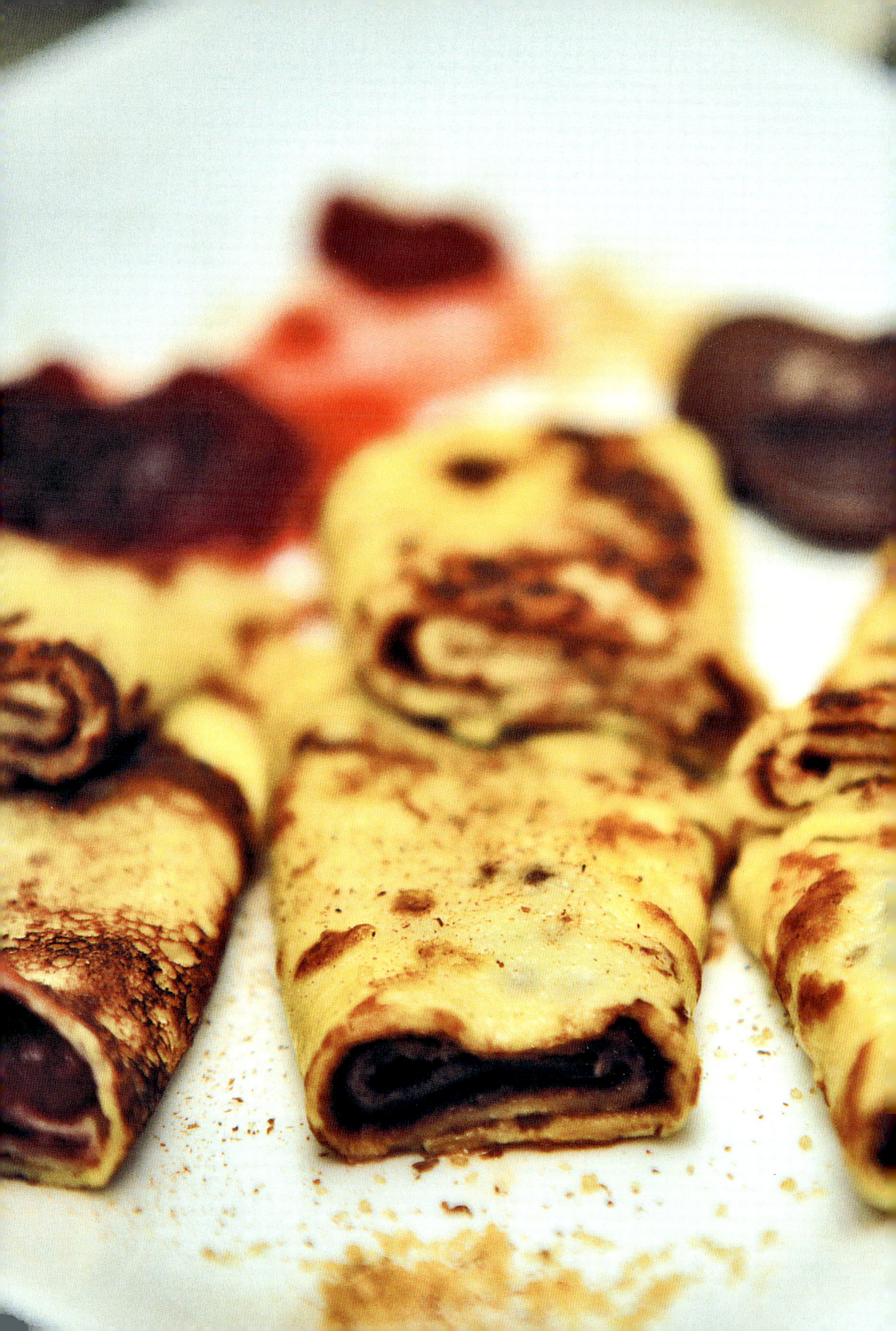

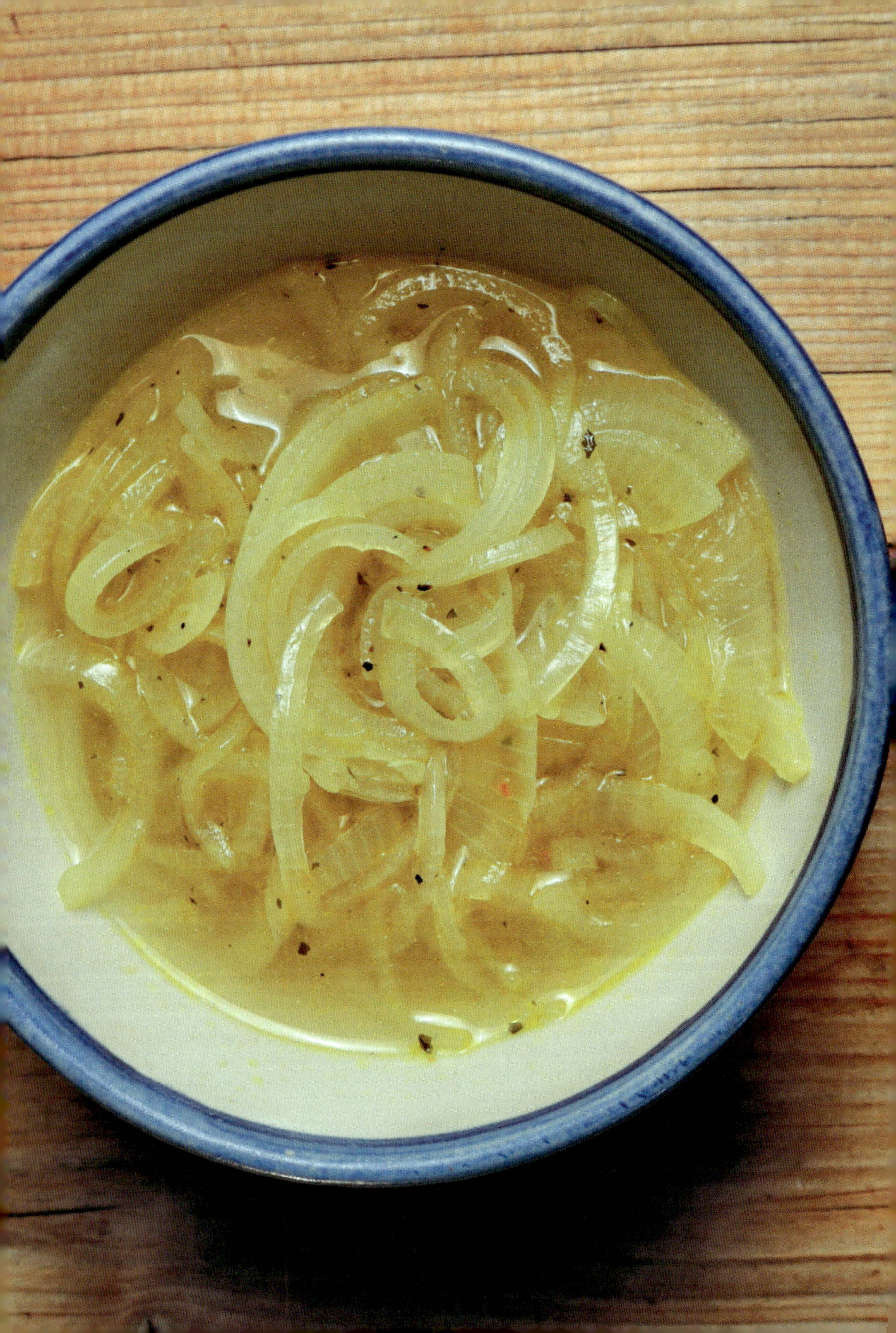

Französische Zwiebelsuppe mit Toast und Käse überbacken

Zutaten

4 Portionen

1 l Gemüsebrühe
500 g Zwiebeln
2 EL Sonnenblumenöl
Pfeffer nach Belieben
4 Scheiben Toastbrot
2 Packungen Mozzarella
oder
100–120 g geriebener Emmentaler oder Parmesankäse
optional 50–100 ml Weißwein

Zubereitung

Die Zwiebeln schälen, in Ringe schneiden und im erhitzten Öl anbraten. Mit der Brühe ablöschen, mit Pfeffer und optional mit Weißwein abschmecken. Circa 10 Minuten bei leichter Hitze köcheln lassen und anschließend in Suppenschalen abfüllen.
Das Toastbrot goldgelb toasten und damit die Zwiebelsuppe abdecken. In Scheiben geschnittenen Mozzarella oder geriebenen Käse auf den Toast geben und im vorgeheiztem Backofen bei 200 °C 10 Minuten lang überbacken.

Tipp

Der Mozzarella schmeckt zwar sehr gut zur Zwiebelsuppe, aber wird sehr weich und zieht beim Essen Fäden. Wer das nicht mag, sollte Emmentaler oder Parmesankäse verwenden.

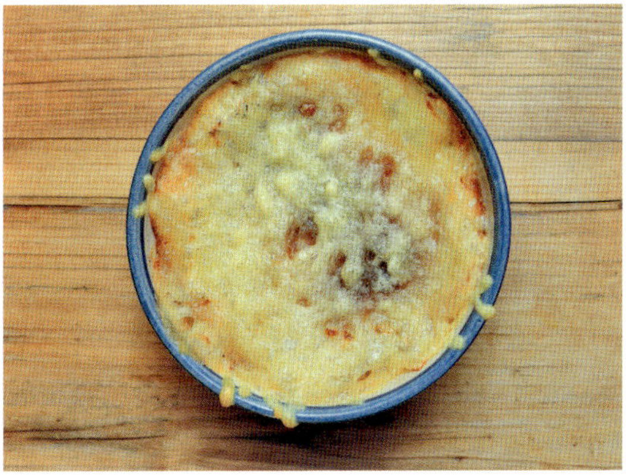

Gemüse-Brot-Eintopf mit Ei

Zutaten

2–3 Portionen

2–3 große Scheiben Weißbrot
1 Stange Lauch
3 Karotten
1 Sellerieknolle
2–3 Eier
Petersilie nach Belieben
2–3 EL Olivenöl
½ l Gemüsebrühe
Salz, Pfeffer nach Belieben

Zubereitung

Das Weißbrot im erhitzten Olivenöl knusprig anbraten. Beiseitestellen.
Gemüse in Würfel schneiden und circa 5 Minuten anbraten, indem Sie im Abstand von 1–2 Minuten erst Karotten, dann Sellerie und dann Lauch in den Topf geben.
Das Weißbrot zum Gemüse geben und mit dem ½ Liter Gemüsebrühe ablöschen. Aufkochen lassen, dann die Eier einschlagen und so lange kochen, bis das Eiweiß gestockt ist.
Anschließend nach Belieben mit Salz, Pfeffer und Petersilie abschmecken.

Tipp

Das Weißbrot muss nicht frisch sein – im Gegenteil: Dieses Gericht ist eine ideale Möglichkeit, hart gewordenes Brot zu verarbeiten.

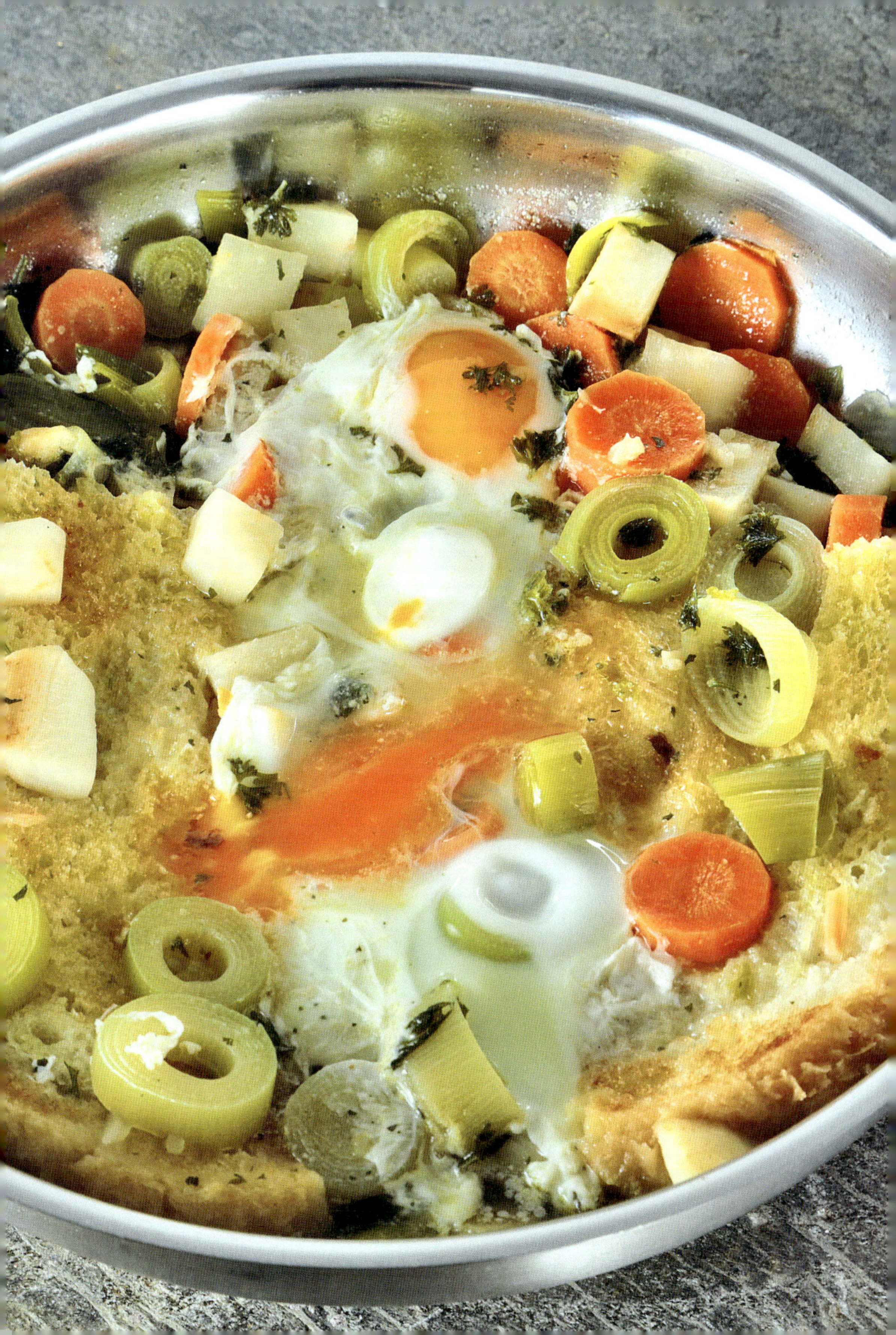

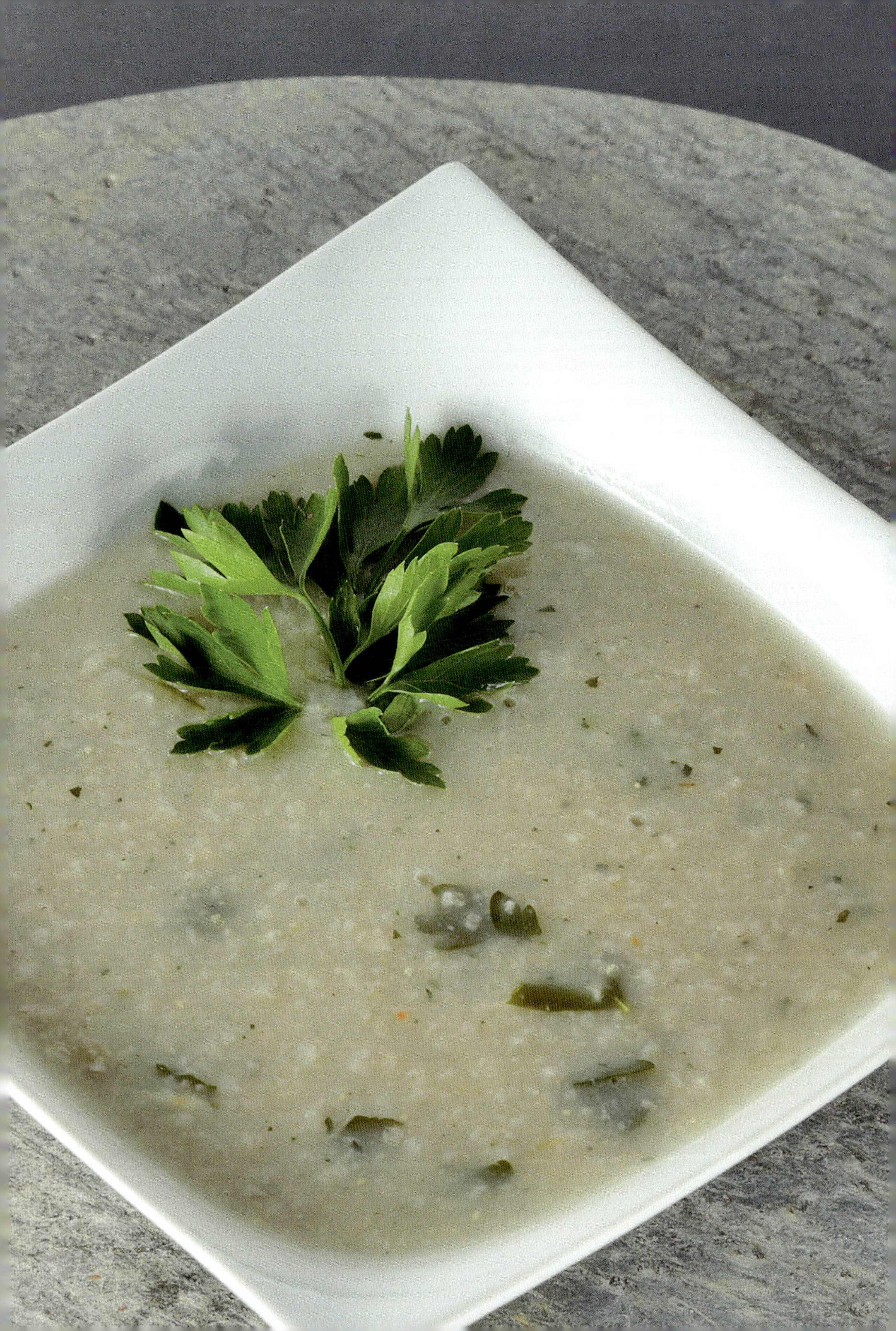

Haferflockensuppe mit Petersilie

Zutaten

4 Portionen

1 l Gemüsebrühe
50–100 g Haferflocken
1 Bund Petersilie
Pfeffer

Zubereitung

Die Gemüsebrühe aufkochen, die Haferflocken unterrühren und zirka 10 Minuten bei kleiner Stufe weiterkochen lassen. Mit gewaschener und kleingehackter Petersilie abschmecken.
Die Menge der Haferflocken richtet sich danach, ob eine eher dünne oder eher dickflüssige Suppe gewünscht ist. Dünnflüssig eignet sie sich vor allem zum Ausgleich des Flüssigkeitshaushalts mit anteiligen Kohlenhydraten, dickflüssig sind Sättigungsgrad und Energiemenge höher!

Tipp

Optional mit einem Esslöffel Saurer Sahne oder Crème fraîche abschmecken oder ein Ei unterheben.

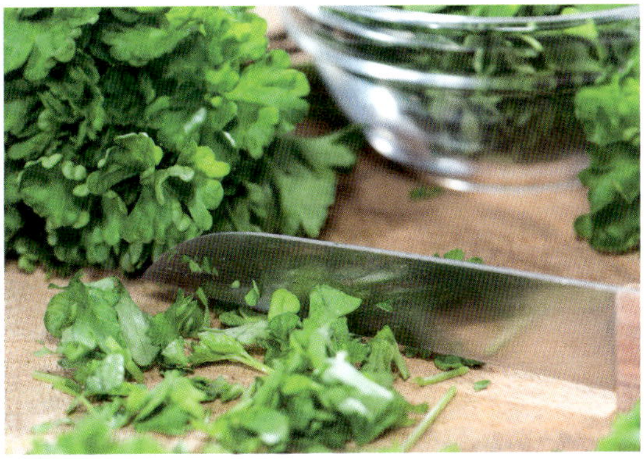

Kartoffelsuppe

Zutaten

4 Portionen

4 Kartoffeln
3–4 große Karotten oder
½ Hokkaidokürbis
½ Liter Gemüsebrühe
Salz und Pfeffer nach Belieben

Dekoration
4 EL saure Sahne oder
Crème fraîche
100–200 g gemischte Kerne
(Sonnenblumen- und Kürbiskerne)
1 EL Sonnenblumenöl

Zubereitung

Kartoffeln, Karotten oder Kürbis waschen und in große Würfel schneiden. Der Hokkaidokürbis muss nicht geschält werden.
Alles zusammen mit der Brühe in einem geschlossenen Topf weichkochen. Nach Belieben weitere Brühe oder Milch zugeben.
Anschließend pürieren und nochmals bei mittlerer Hitze aufkochen. Mit Salz und Pfeffer abschmecken. Die Kerne im Sonnenblumenöl anrösten und über die Suppe streuen.
Nach Belieben beim Anrichten noch 1 Esslöffel saure Sahne oder Crème fraîche pro Person dazugeben!

Tipp

Ein herzhafter Geschmack entsteht durch angebratene Speckwürfel, die unter die Suppe gerührt oder als Topping darübergestreut werden können. Milder wird die Suppe durch die Zugabe von 100–200 Milliliter Milch oder Sojamilch.

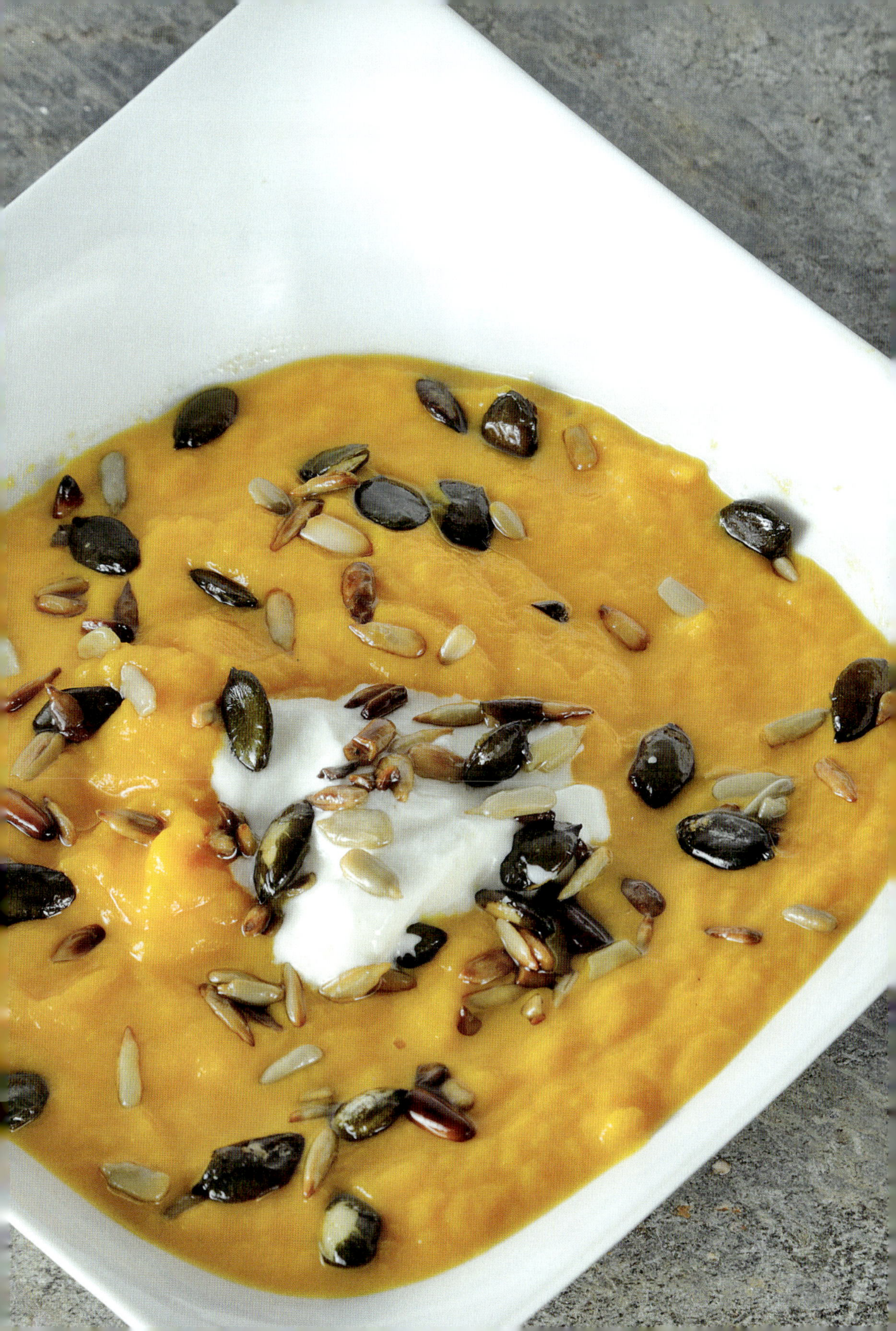

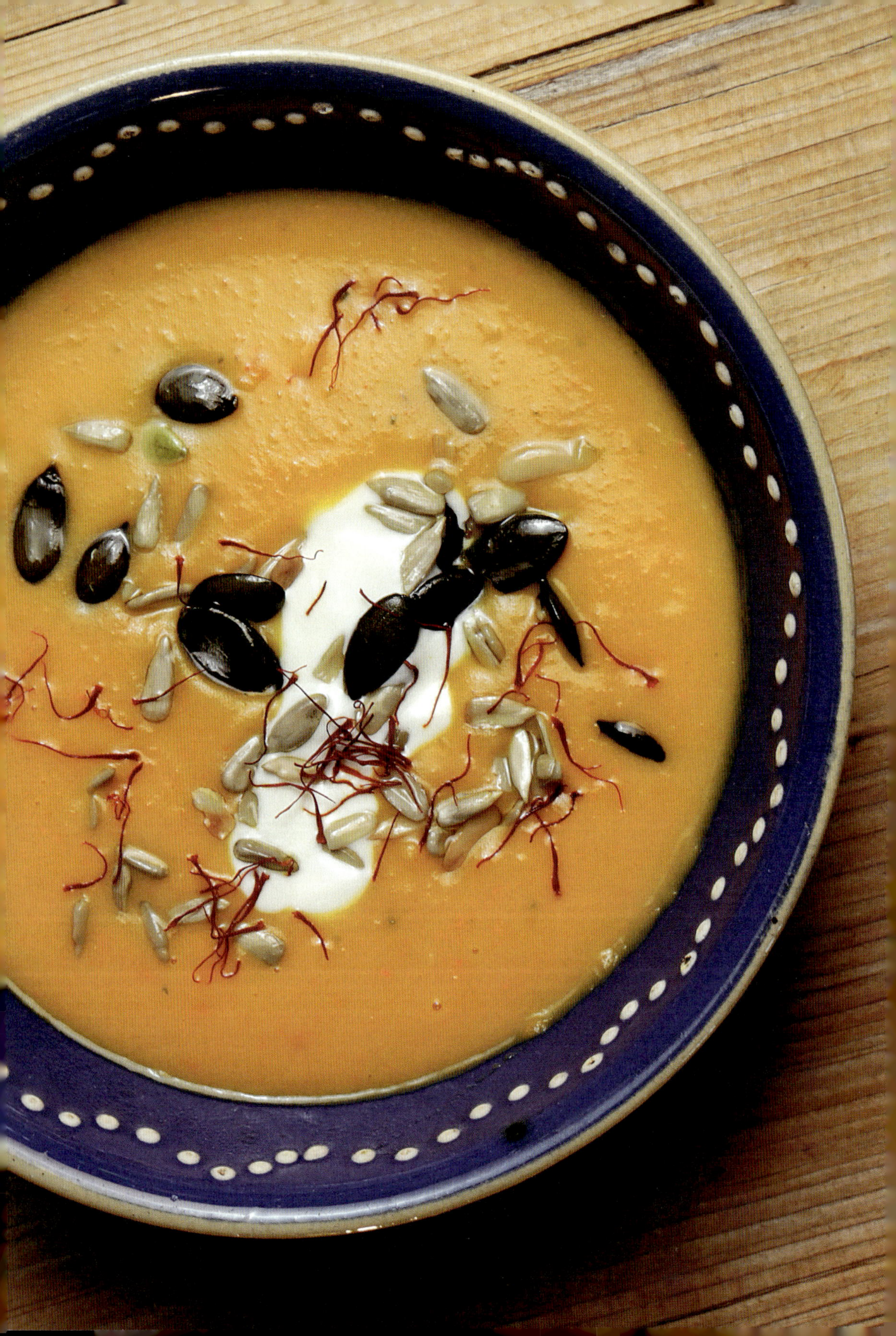

Kürbis-Karotten-Suppe mit Ingwer

Zutaten

4 Portionen

½ Hokkaidokürbis
6–8 große Karotten
½ l Brühe
1–2 Dosen Kokosmilch
1–2 Ingwerknollen
Salz, Pfeffer und Chili
nach Belieben

Dekoration
4 EL saure Sahne oder
Crème fraîche
100 g gemischte Kerne (Sonnenblumen- und Kürbiskerne)
Safranfäden

Zubereitung

Karotten und Kürbis waschen und in große Würfel schneiden. Der Hokkaidokürbis muss nicht geschält werden.
Den Ingwer schälen und ebenfalls in kleine Würfel schneiden. Zusammen mit Kürbis, Karotten und der Brühe in einem geschlossenen Topf weichkochen. Das Ganze anschließend pürieren und die Kokosmilch zugeben. Mit Salz, Pfeffer und Chili abschmecken.
In einer Schüssel anrichten und mit einem Löffel saurer Sahne oder Crème fraîche, den Kernen und Safranfäden anrichten.

Tipp

Als Topping kann zusätzlich ein Teelöffel Kürbiskernöl über die Suppe geträufelt werden.

Minestrone

Zutaten

4 Portionen

1 l Gemüsebrühe
1 Stange Lauch
4 große Karotten
1 Sellerie
2–3 EL Sonnenblumenöl
200 ml Sahne, Milch oder Sojacreme
Salz und Pfeffer nach Belieben
½ Bund Schnittlauch

Zubereitung

Karotten und Sellerie waschen, schälen und in Würfel schneiden. Lauch waschen und in Ringe schneiden.
Sonnenblumenöl erhitzen und als Erstes die Karotten zugeben und 2–3 Minuten anbraten. Dann die Selleriewürfel dazugeben und ebenfalls 2–3 Minuten anbraten. Lauch hinzufügen und nach 1–2 Minuten alles mit der Brühe ablöschen. Schnittlauch waschen und klein schneiden. Sojacreme und Schnittlauch zur Suppe geben und mit Salz und Pfeffer abschmecken.

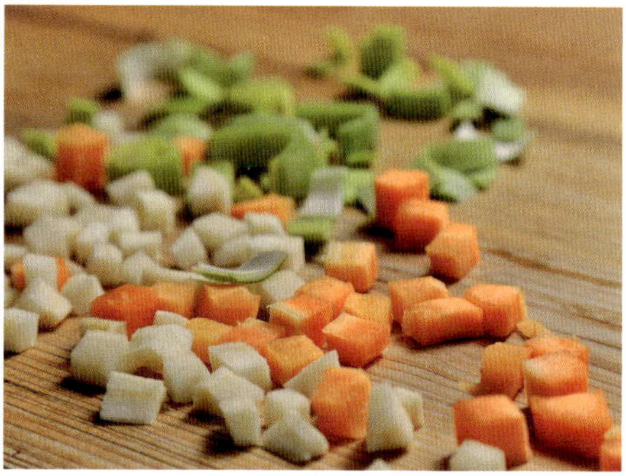

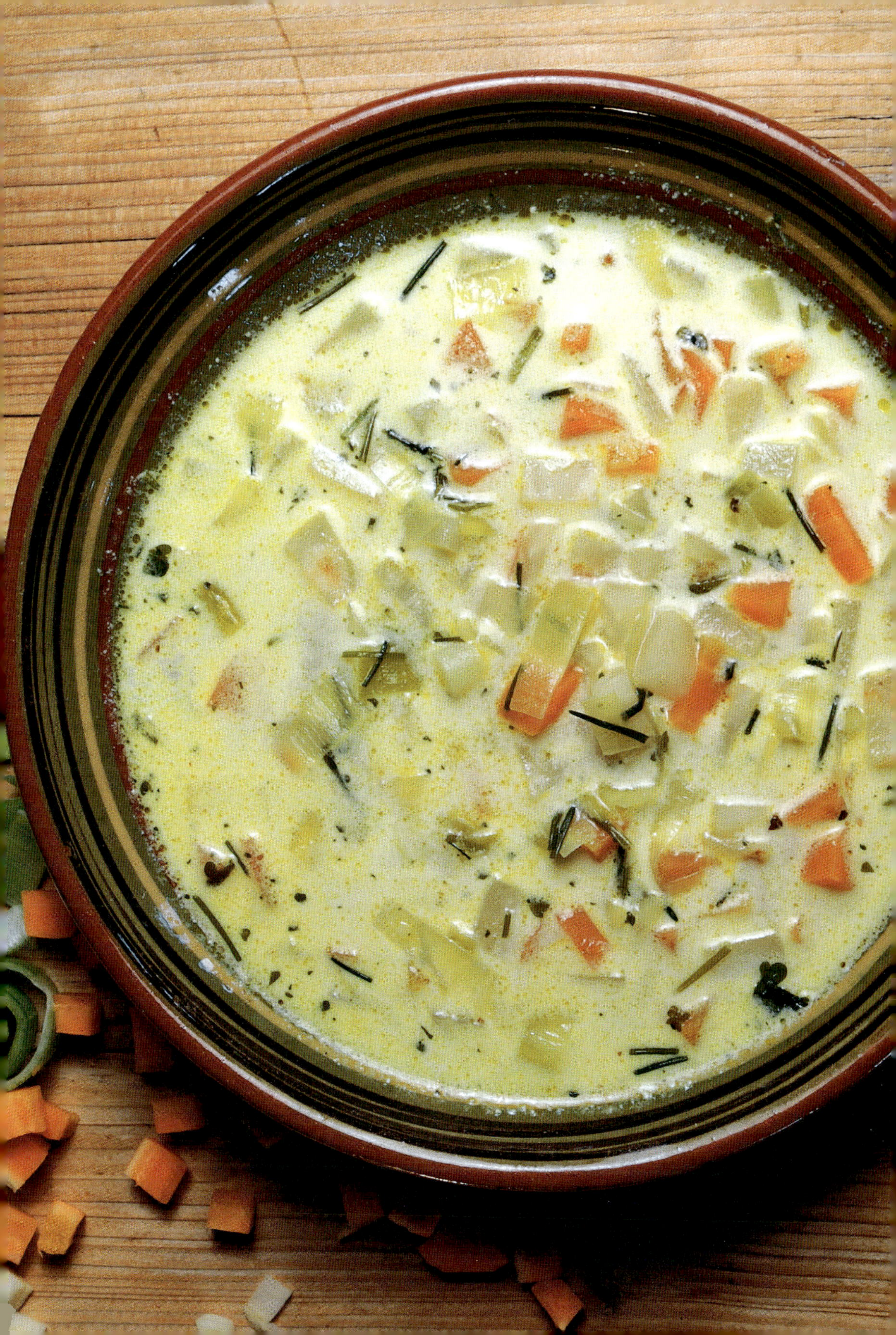

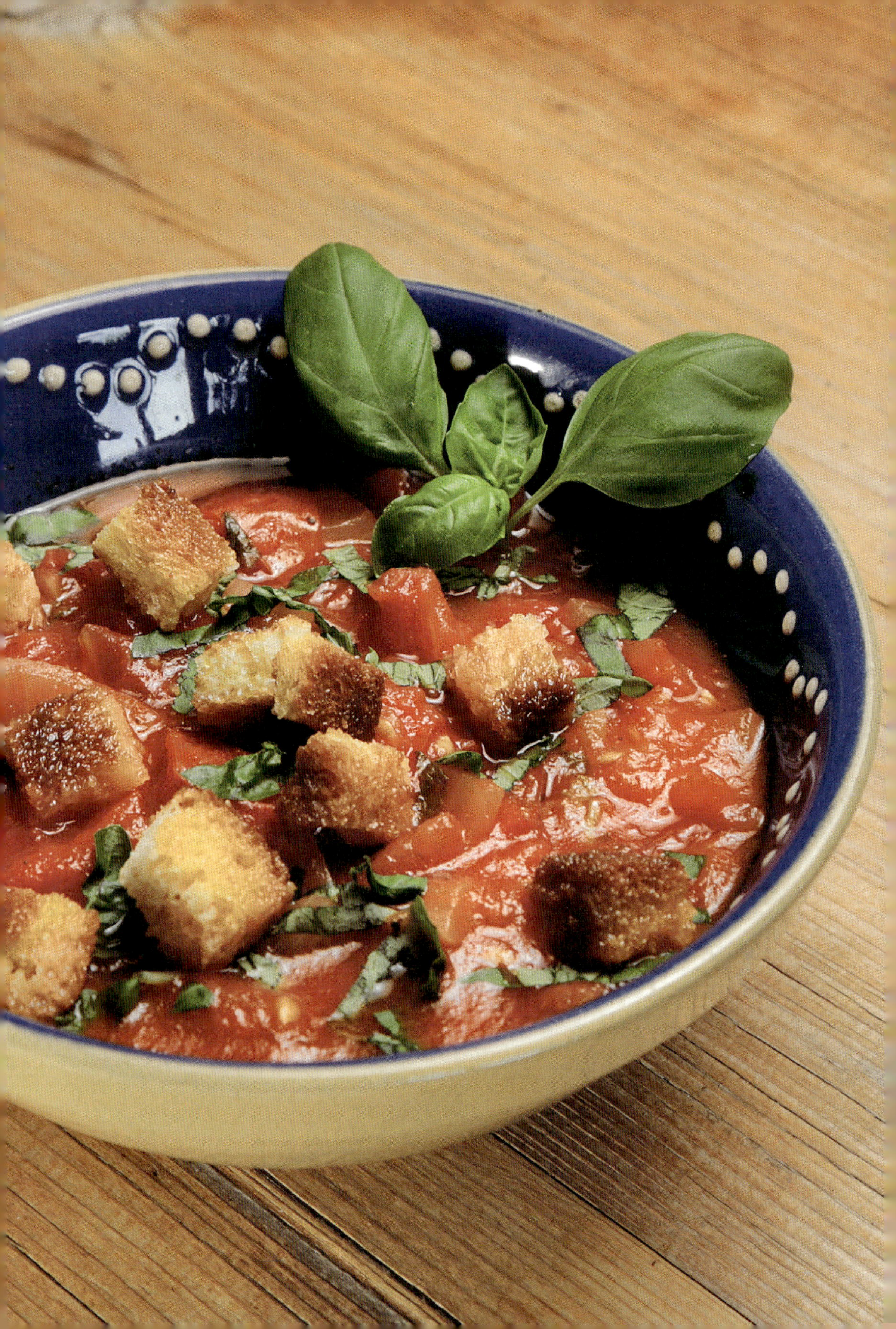

Tomatensuppe mit Zwiebeln und Brotcroûtons

Zutaten

4 Portionen

1 kg reife Tomaten
2 große Zwiebeln
3 EL Tomatenmark
¼ l Gemüsebrühe
4 EL Olivenöl
Salz und Pfeffer nach Belieben

Topping
10–15 große Blätter Basilikum
2–3 Scheiben Toastbrot

Zubereitung

Zwiebeln schälen und in große Würfel schneiden. Diese in 2 Esslöffeln Olivenöl anbraten. Tomatenmark dazugeben und kurz mit anbraten.
Die Tomaten waschen, in Würfel schneiden und zugeben. Nach 4–5 Minuten mit der Gemüsebrühe ablöschen und aufkochen. Bei mittlerer Hitze 10 Minuten weiterkochen lassen.
In dieser Zeit das getoastete Brot in Würfel schneiden und mit dem verbleibenden Olivenöl 2–3 Minuten anbraten.
Basilikum waschen und in Streifen schneiden.
Anschließend die Suppe mit Salz, Pfeffer und Basilikum abschmecken. In Schüsseln füllen und mit Brot und Basilikum garnieren.

Tipp

Für das Topping eignet sich auch Vollkorntoast. Ein Esslöffel Schmand oder saure Sahne runden die Sache geschmacklich ab!

Bohnensalat mit Spargel

Zutaten

3–4 Portionen

1 Dose rote Bohnen
1 Dose weiße Bohnen
1 Bund grüner Spargel
1–2 Stangen Frühlingszwiebeln
3–4 EL Sonnenblumenöl
3–4 EL weißer Balsamico-Essig
Salz und Pfeffer nach Belieben
optional 1 TL Pfirsichmarmelade

Dekoration
1 Avocado und/oder
1 Packung Schafskäse
Brunnenkresse

Zubereitung

Bohnen in ein Sieb füllen und mit lauwarmem Wasser abspülen. Frühlingszwiebeln waschen und in kleine Ringe schneiden.
Grünen Spargel für 2–3 Minuten in heißem Wasser blanchieren. Anschließend dritteln.
Wahlweise Avocado schälen und in Scheiben oder Schafskäse in Würfel schneiden und mit Bohnen und Spargel vermengen.
Für das Dressing Öl, Essig, Salz und Pfeffer vermischen und über den Salat geben. Nach Belieben mit Pfirsichmarmelade abschmecken.
Die Brunnenkresse waschen und als geschmackvolle Dekoration verwenden.

Tipp

Eine süß-saure Note erhält das Dressing durch einen Teelöffel Pfirsichmarmelade.

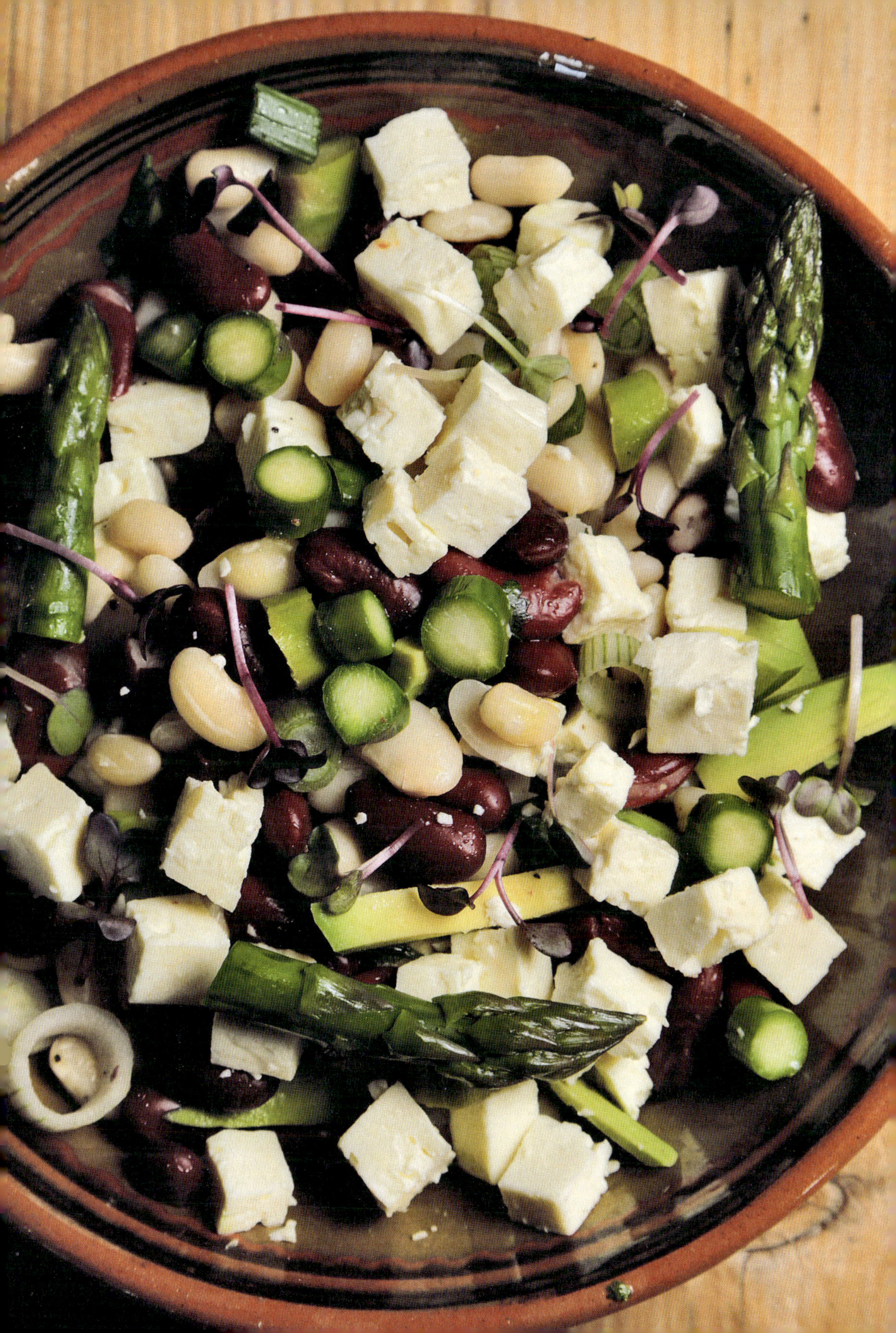

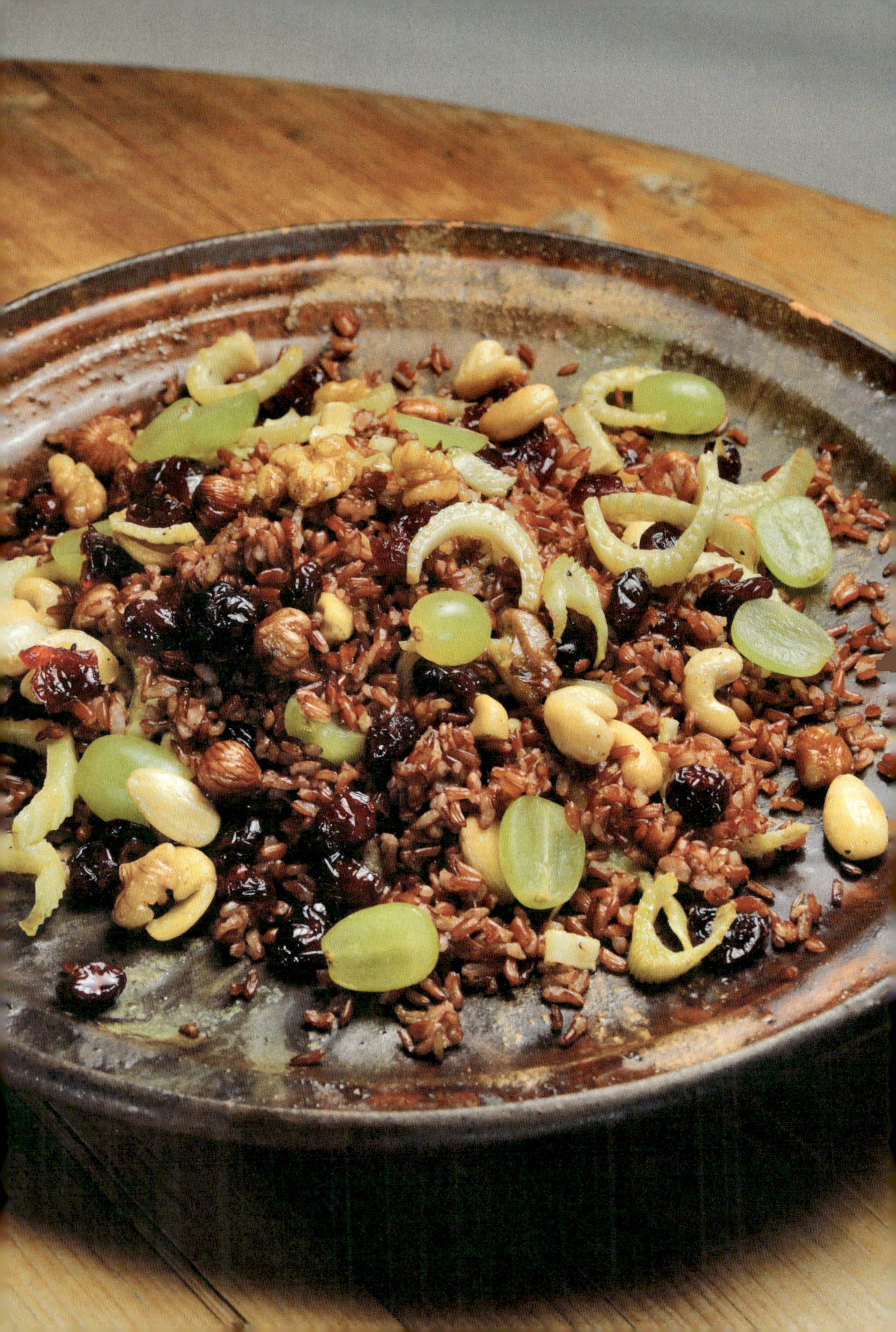

Brauner Reis mit Rosinen, Nüssen und Staudensellerie

Zutaten

4 Portionen

300 g brauner Reis
900 ml Gemüsebrühe
1–2 cm Ingwer
3–4 Stangen Staudensellerie
200 g Weintrauben
100 g Nussmix (Haselnüsse, Mandeln, Cashewkerne, Walnüsse)
100 g Rosinen
Salz
Chili- und Currypulver nach Geschmack

Zubereitung

Ingwer schälen und in sehr dünne Scheiben schneiden. Zusammen mit dem braunen Reis in der Gemüsebrühe kochen, bis das Wasser vollständig verkocht ist.
Stangensellerie und Weintrauben waschen. Sellerie in Ringe schneiden und Weintrauben halbieren. Zusammen mit den Nüssen und Rosinen unter den Reis mischen und mit Chilipulver, Salz und ggf. Currypulver abschmecken.

Tipp

Neben Rosinen eignen sich auch andere getrocknete Früchte wie Aprikosen, Datteln, Feigen. Mit etwas Currypulver können Sie die exotische Note noch verstärken.

Italienischer Nudelsalat

Zutaten

2–3 Portionen

200–300 g Fusilli oder Penne
150 g schwarze Oliven
150 g getrocknete Tomaten in Öl
1 gelbe Paprika
1 rote Paprika
1 mittlere Zucchini
200 g Parmesankäse in Scheiben
60 g Pinienkerne
4–5 EL Olivenöl
3 EL cremiger Balsamico-Essig
1 EL Salz für die Nudeln
Salz, Pfeffer nach Geschmack
6–10 große Blätter Basilikum

Zubereitung

Die Pasta im Salzwasser al dente kochen – je nach Produkt 7–12 Minuten (Packungsanweisung beachten!). Die getrockneten Tomaten in Streifen schneiden.
Die beiden Paprikaschoten und die Zucchini in Würfel schneiden und 4–5 Minuten in Olivenöl anbraten.
Pinienkerne goldgelb rösten und anschließend mit Tomaten, Paprika, Zucchini und Oliven vermengen und den Parmesan darüberstreuen.
Aus Olivenöl, Balsamico-Essig, Salz und Pfeffer das Dressing zubereiten und mit geschnittenem Basilikum abschmecken.

Tipp

Parmesankäse kann auch durch Schafskäse ersetzt werden. Der Geschmack des Dressings kann mit einem Löffel Himbeermarmelade versüßt oder mit einem Teelöffel scharfem Senf herzhafter werden.

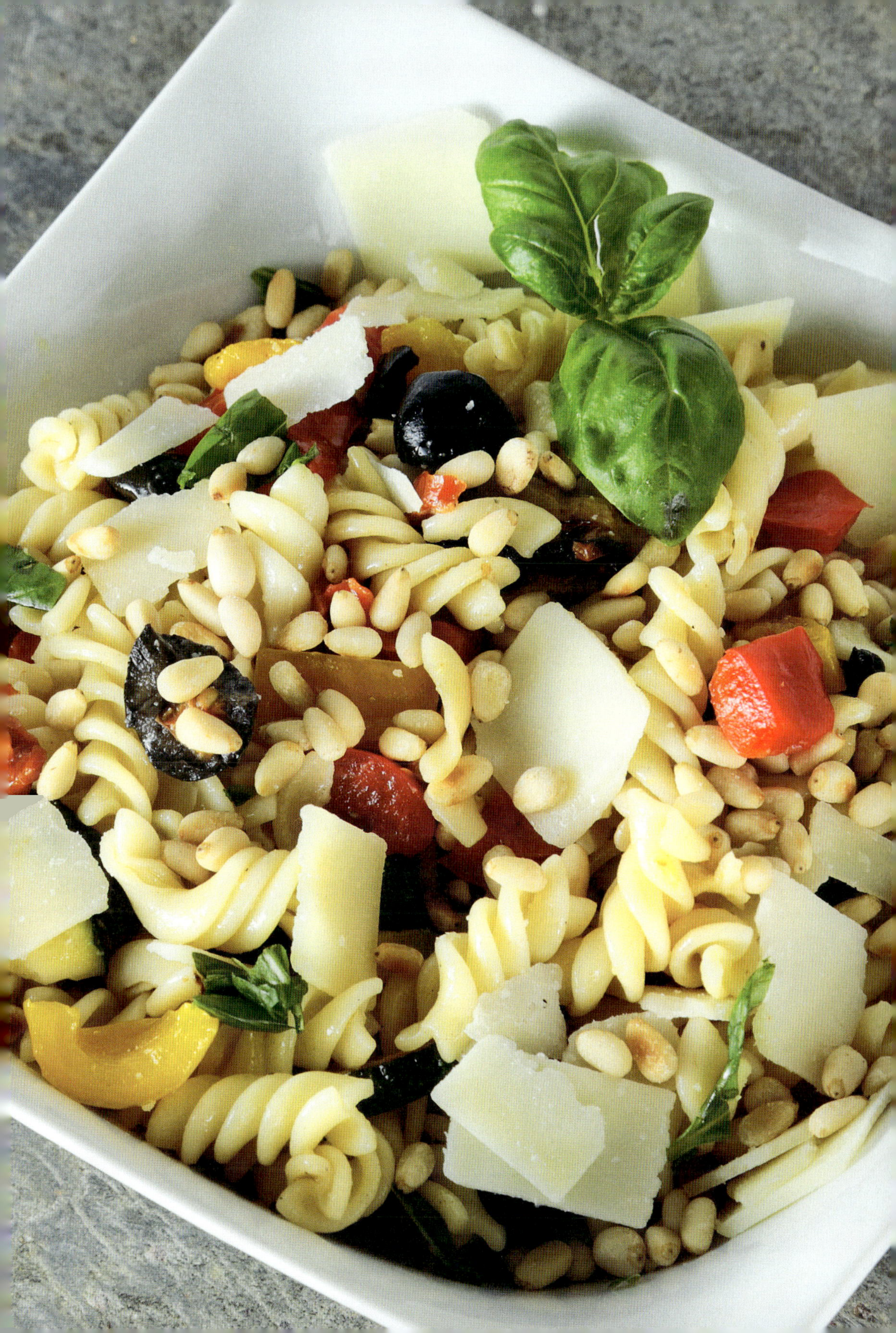

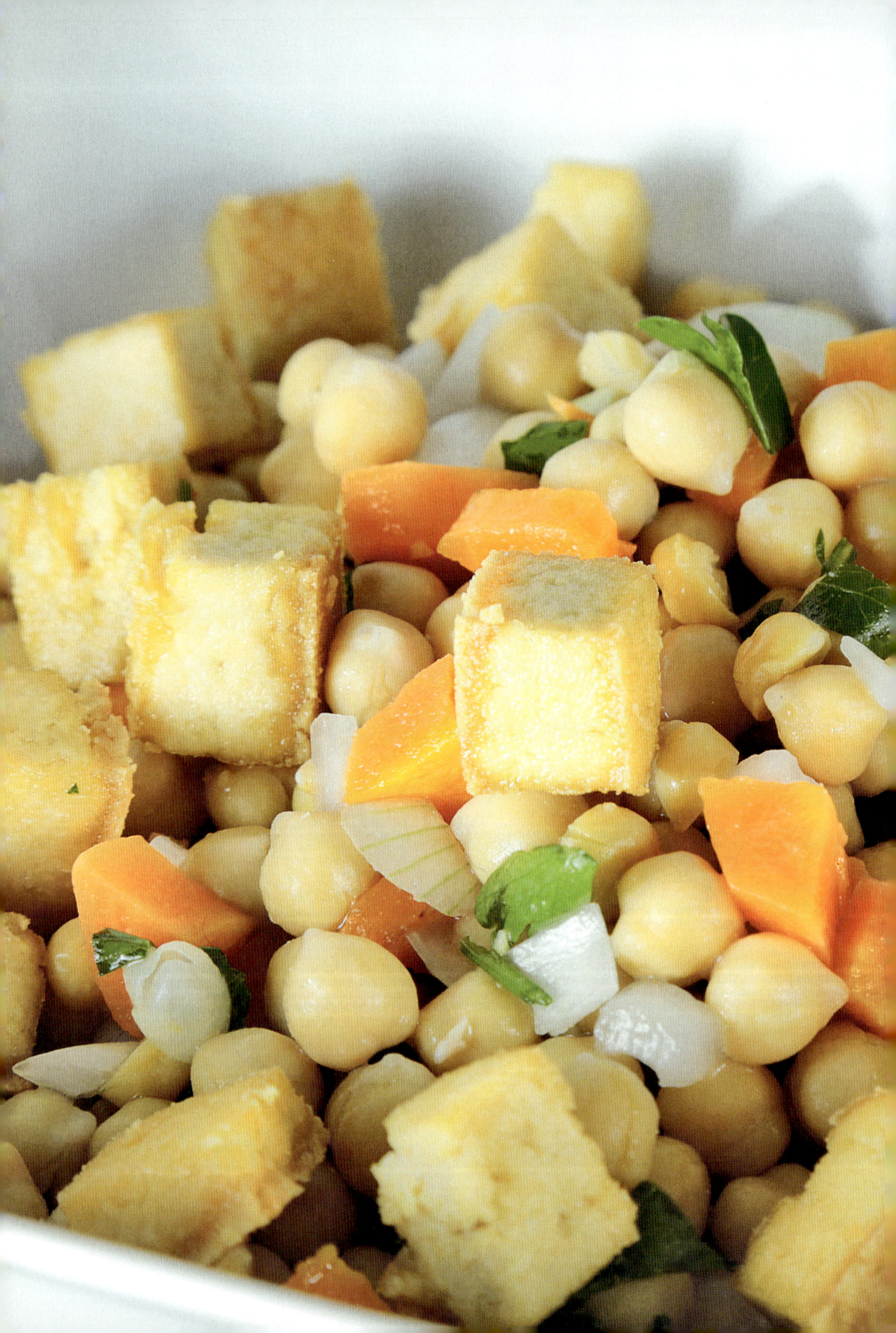

Kichererbsensalat mit Tofu

Zutaten

2 Portionen

1 Dose Kichererbsen
1 Packung Tofu
3 Karotten
1 Zwiebel
3 EL Sonnenblumenöl
3 EL weißer Balsamico- oder Weißweinessig
½ TL Salz
Pfeffer und Chili nach Geschmack
¼ Bund Petersilie oder Koriander

Zubereitung

Tofu und Karotten in Würfel schneiden und nacheinander circa 5 Minuten unter gelegentlichem Wenden anbraten.
Zwiebel in Würfel schneiden. Die Zwiebelwürfel roh oder bis kurz vor glasig angebraten verwenden.
Alle Zutaten vermengen, dann Öl, anschließend den Essig zugeben. Mit Salz, Pfeffer und ggf. etwas gemahlenem Chili abschmecken. Mit gehackter Petersilie oder Koriander bestreuen.

Tipp

Wer kein Freund von Tofu ist, kann diesen durch Feta, Hüttenkäse oder Bratkäse (Halloumi) ersetzen. Auch gebratenes Putenfleisch passt gut zu den Kichererbsen.

Milchshake nach Caroline Rauscher

Zutaten

2–3 Portionen

1 l Milch (1,5 % Fett) oder Sojamilch
1–2 reife Bananen
1–2 Messerspitzen Salz
4 EL Instant-Kakaopulver

Zubereitung

Alle Zutaten vermixen und ungefähr die Hälfte davon nach einer lockeren bis moderaten Einheit trinken.

Tipp

Nach Belieben mit frischer Minze und ein wenig Kakaopulver garnieren.

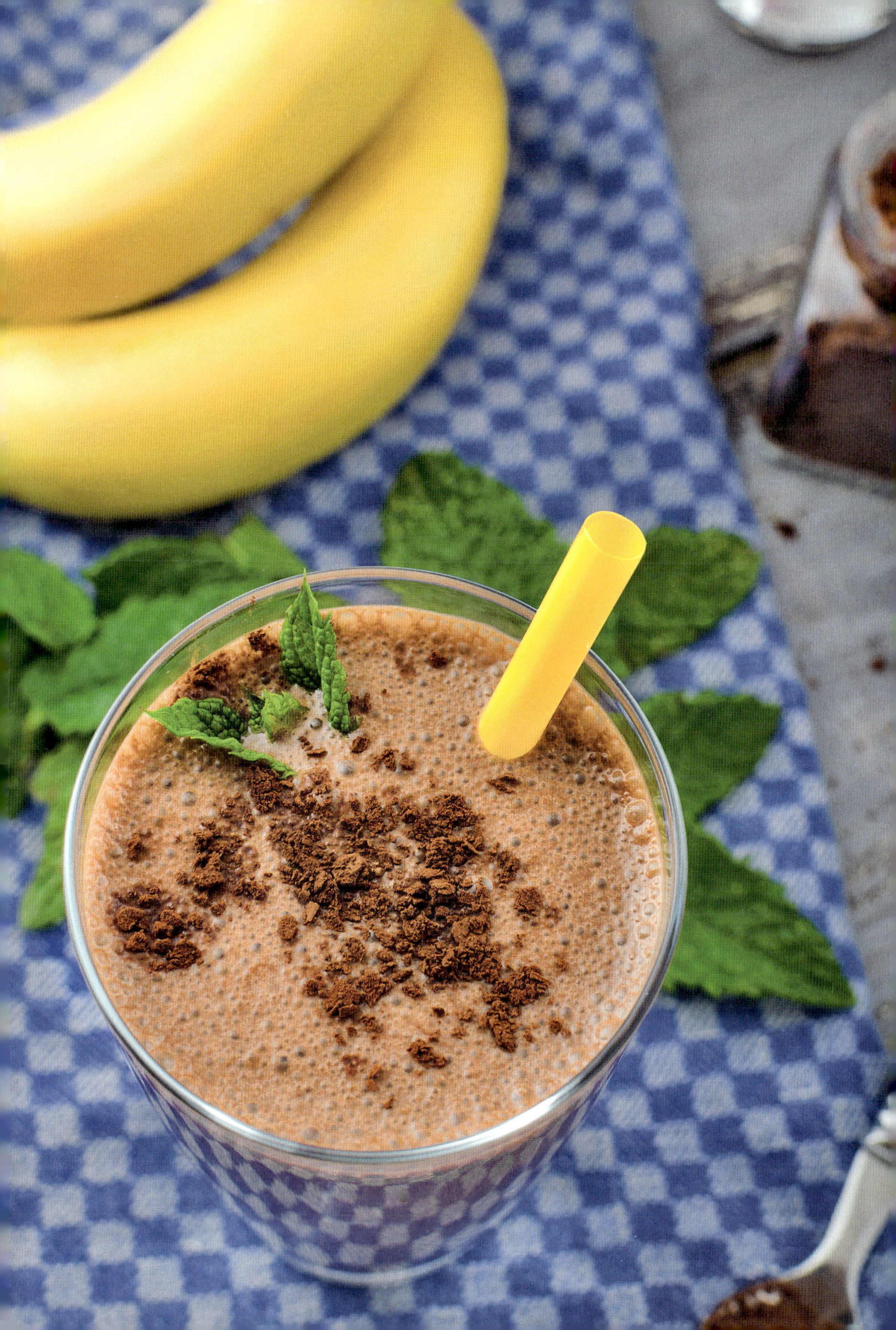

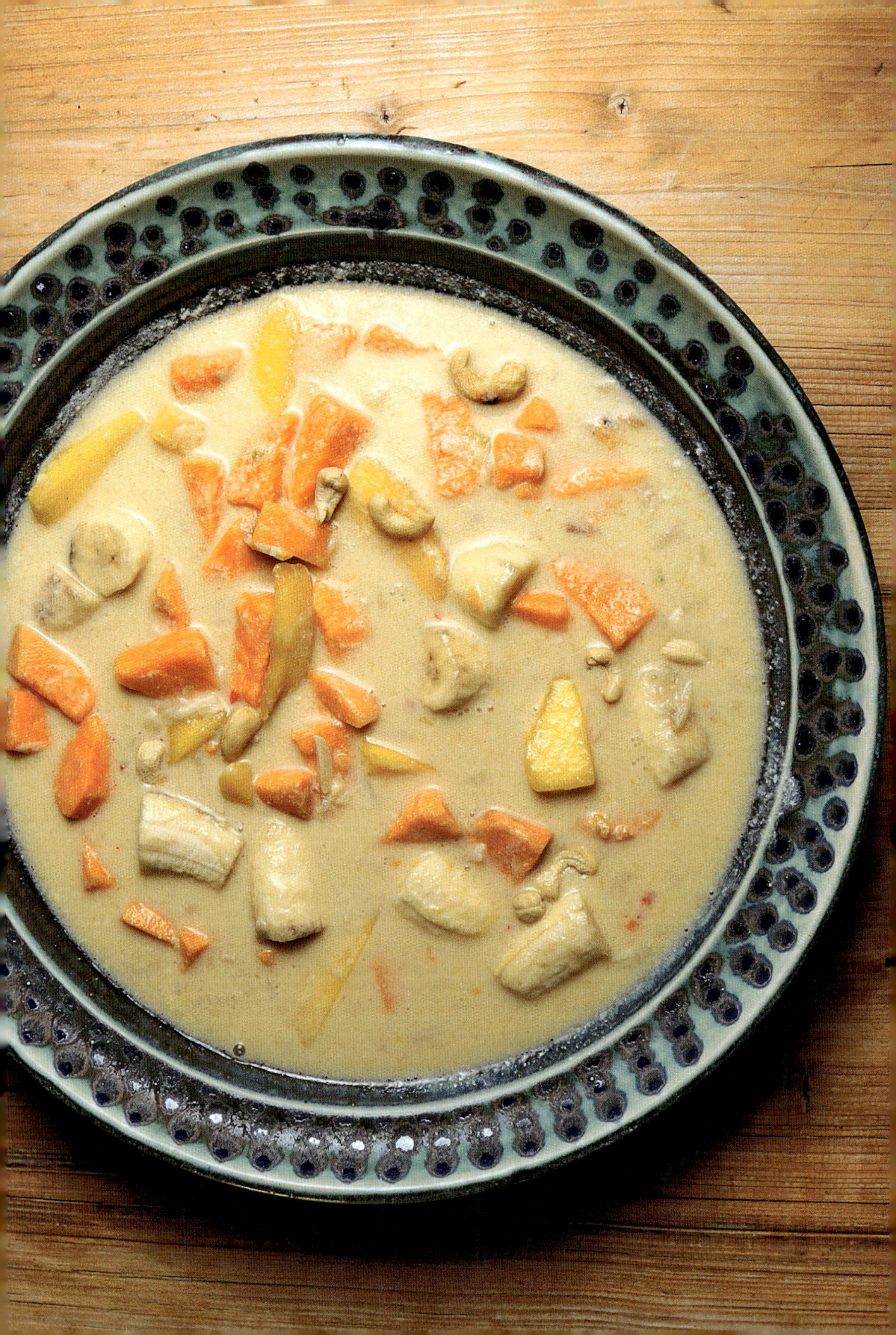

Afrikanischer Eintopf

Zutaten

4 Portionen

2–3 große Süßkartoffeln
1 Mango
2 Bananen (nicht zu reif)
2 Dosen Kokosmilch
50–100 g Cashewkerne
50–100 g gestiftelte Mandeln
½ Chilischote, kleingeschnitten
Salz

Zubereitung

Die Süßkartoffeln waschen, schälen und in Würfel schneiden. Ebenso die Mango. Auch von den Bananen die Schale entfernen und das Fruchtfleisch in gleichmäßige Stücke schneiden.
Die Süßkartoffeln in der Kokosmilch aufkochen und bei geringer Hitze 10–15 Minuten weiterkochen. Die Kochzeit hängt von der gewünschten Bissstärke ab!
Anschließend Mango, Bananen, Cashewkerne, Mandeln, Salz und Chili dazugeben. Weitere 2–3 Minuten köcheln lassen und dann servieren.

Tipp

Vorsicht beim Zugeben der Chili: Die Schärfe wird mit dem Erhitzen stärker! Also langsam herantasten und nicht die gesamte Menge Chili auf einmal zugeben. Als weitere Zutaten eignen sich Karotten oder Paprika. Die Karotten werden bereits mit den Süßkartoffeln gekocht, die Paprika 1–2 Minuten vor Mango und Bananen zugegeben. Für eine extrafeine Note kann eine Vanilleschote mitgekocht werden.

Arabisches Gulasch

Zutaten

3–4 Portionen

500 g Rindergulasch
2 rote Zwiebeln
½ Tube Tomatenmark
½ l Gemüsebrühe
4 Kartoffeln, festkochend
4 große Karotten
3 EL Sonnenblumenöl
2 TL arabische Gewürzmischung
5–6 getrocknete Tomaten

Dekoration
3–4 EL schwarzer Sesam
¼ Bund gehackte Petersilie

Zubereitung

Rindergulasch im Öl scharf anbraten und aus dem Topf nehmen. Die geschälten und gewürfelten Zwiebeln nun in den Topf geben und 2–3 Minuten anschwitzen. Dann das Fleisch zusammen mit dem Tomatenmark wieder zugeben und 2–3 Minuten anbraten, bevor die Brühe zum Ablöschen zugegeben wird. Circa 45 Minuten bei geringer Hitze köcheln lassen.
Kartoffeln und Karotten waschen, schälen, in Würfel schneiden und nach Ablauf der 45 Minuten zusammen mit den in Streifen geschnittenen getrockneten Tomaten und der Gewürzmischung zugeben.
Petersilie waschen, hacken und zusammen mit dem schwarzen Sesam über das fertige Gericht streuen.

Tipp

Optional: Bevor die Brühe zugegeben wird, mit 100 Milliliter Rotwein ablöschen. Ein Löffel saure Sahne pro Portion direkt beim Servieren auf das Gericht gegeben rundet den Geschmack ab.

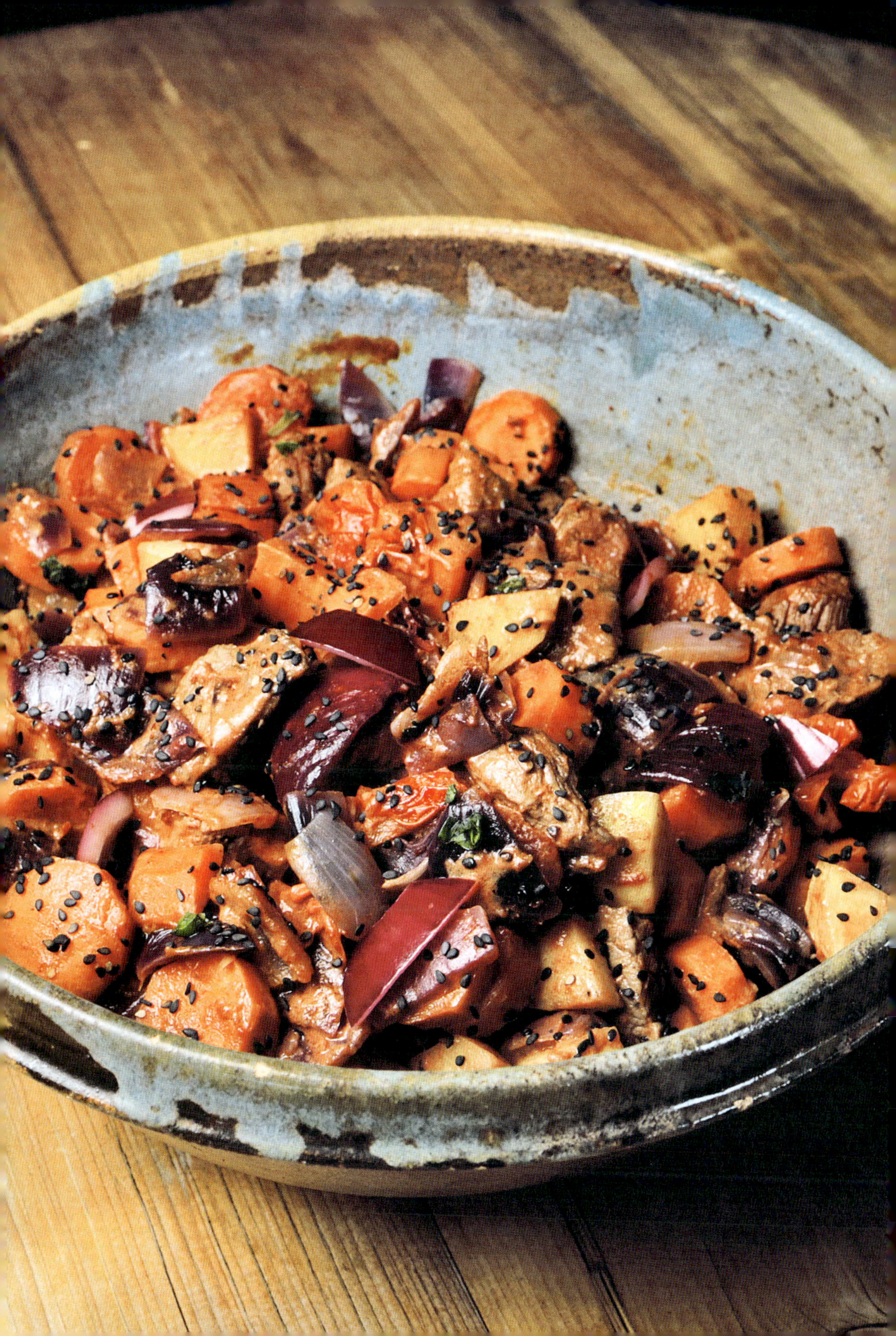

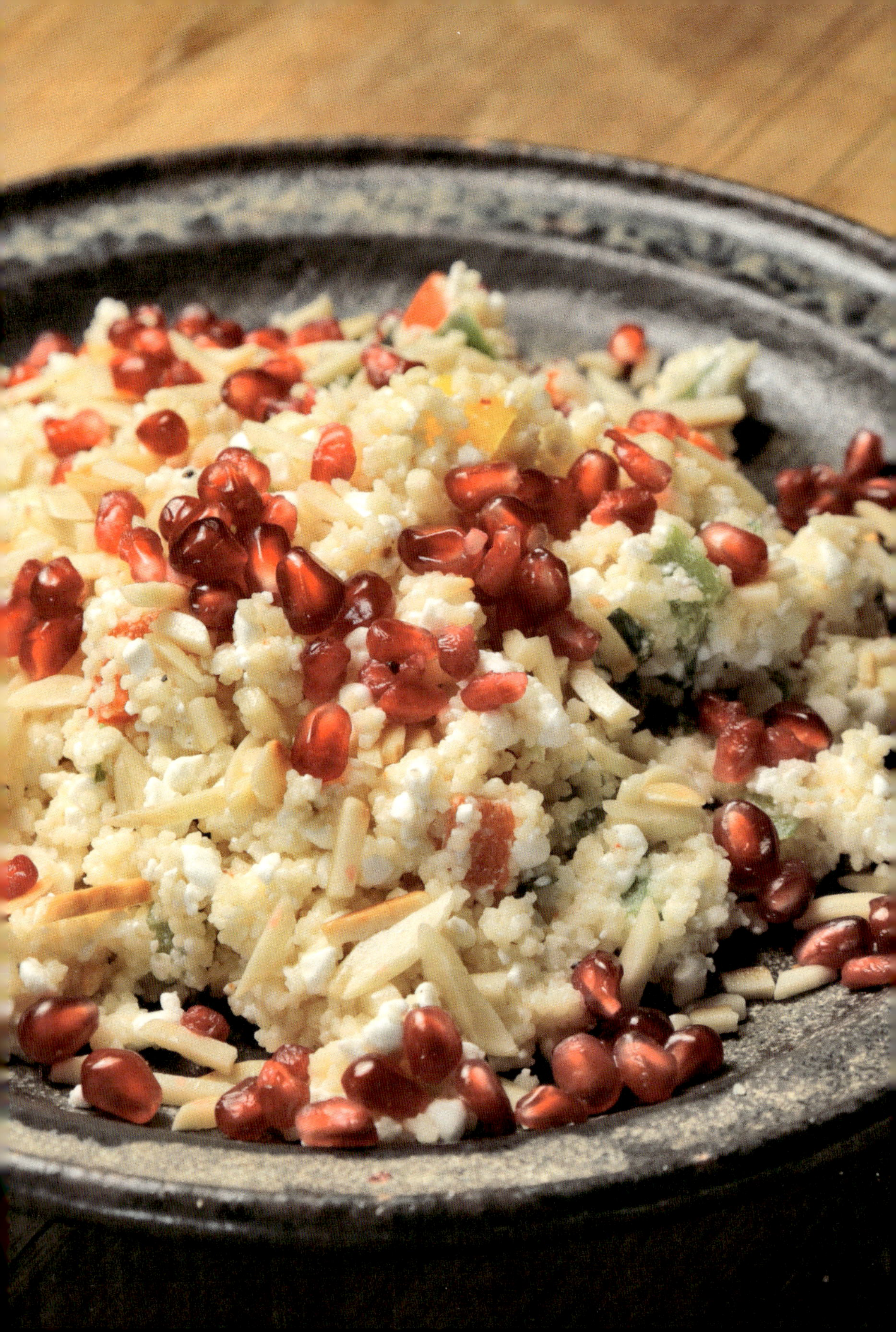

Couscous mit Granatapfel, Mandelsplittern und Hüttenkäse

Zutaten

4–6 Portionen

500 g Couscous
½ l Gemüsebrühe
1 Granatapfel
3 Paprikaschoten
(je 1 rote, grüne, gelbe)
200 g Mandelsplitter
1 Packung Hüttenkäse
1 EL Sonnenblumenöl
Salz und Pfeffer

Zubereitung

Couscous in der Gemüsebrühe aufkochen und unter gelegentlichem Umrühren auf kleiner Flamme 10 Minuten weiterköcheln lassen.
Paprika waschen, in mittelgroße Würfel schneiden und in 2 Esslöffeln Öl für 3–4 Minuten anbraten.
Die Mandelsplitter in 1 Esslöffel Öl geben und 2–3 Minuten anrösten.
Den Granatapfel in der Mittel teilen und die Kerne herauslösen.
Paprika, Granatapfelkerne und den Hüttenkäse unter den Couscous heben und mit Salz und Pfeffer abschmecken. Durch die Würze des Fonds wird oft kein zusätzliches Salz mehr benötigt. Anschließend die Mandelsplitter darübergeben.

Tipp

Die Kerne des Granatapfels löst man am leichtesten, indem man den Granatapfel in der Mitte halbiert (nicht von oben nach unten durchschneiden) und die Kerne mit einem harten Gegenstand (z. B. einem Kochlöffel) aus der Schale klopft.

Gnocchi mit Tofu und Gemüse

Zutaten

4 Portionen

750 g Gnocchi
1 TL Salz
500 g Tofu
2–3 Stangen Staudensellerie
1 Zucchini
4 EL Olivenöl
Salz und Pfeffer

Dekoration
4–5 Blätter Basilikum

Zubereitung

Gnocchi nach Packungsanweisung in Salzwasser gar ziehen lassen und anschließend abgießen.
Tofu in Würfel schneiden und in 2 Esslöffeln Olivenöl anbraten.
Sellerie und Zucchini waschen, in Würfel schneiden und in 2 Esslöffeln Öl anbraten.
Basilikum waschen und in Streifen schneiden.
Alle Zutaten vermengen, auf die Teller geben und mit Basilikum dekorieren.

Tipp

Anstelle von Tofu können auch Bratkäse (Halloumi), Feta oder Putenstreifen verwendet werden.

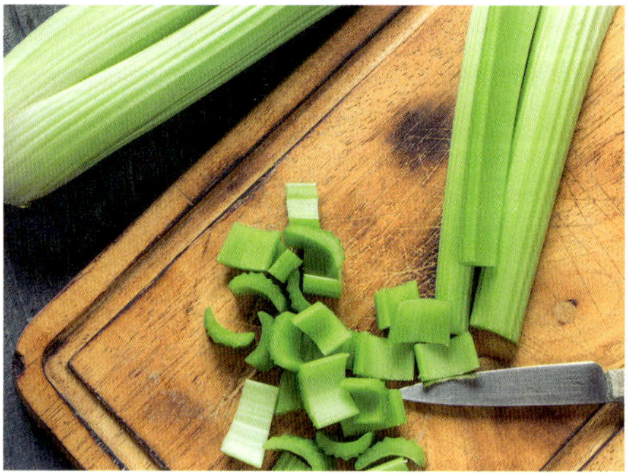

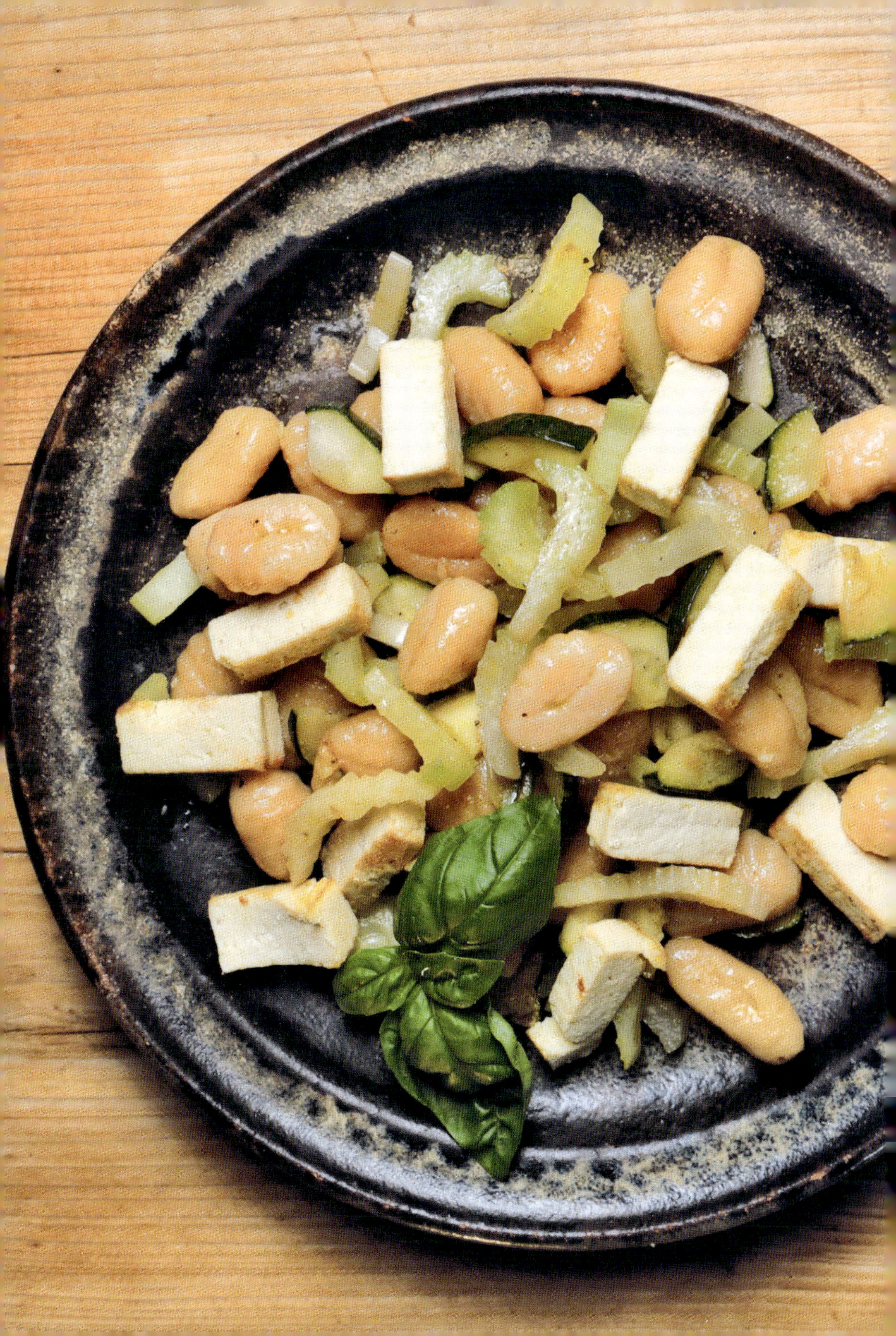

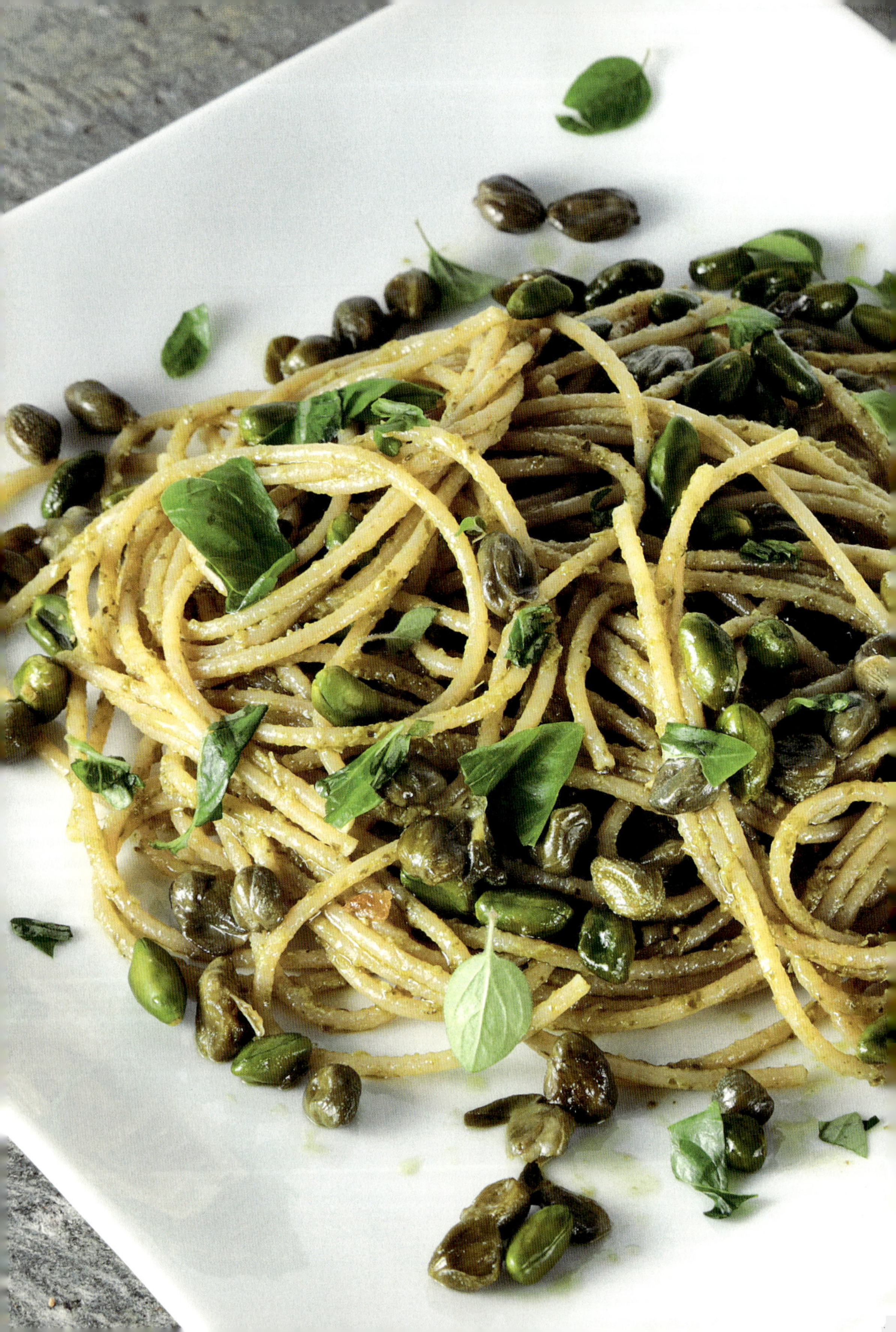

Vollkornpasta mit Kapern und Pesto

Zutaten

3 Portionen

500 g Vollkornpasta
½ TL Salz
100 g grünes Pesto
1 kleines Glas Kapern
1–2 EL Olivenöl
Salz und Pfeffer

Dekoration
10 Blätter Basilikum

Zubereitung

Vollkornpasta mit Salz in kochendes Wasser geben und nach Packungsanleitung al dente kochen.
Pesto unterrühren und ggf. mit Salz und Pfeffer abschmecken.
Olivenöl erhitzen und Kapern darin anbraten.
Basilikum waschen, klein schneiden und zusammen mit den Kapern über die Nudeln geben.

Tipp

Mit geriebenem Parmesan oder einem Teelöffel saurer Sahne abschmecken und/oder geröstete Pinienkerne darübergeben.

Hackfleisch mit Linsen, Kirschtomaten und Champignons

Zutaten

2–3 Portionen

300–400 g Hackfleisch
200–300 g Linsen
1 Schale braune Champignons
250 g Kirschtomaten
1 rote Zwiebel
1 EL Olivenöl
2 TL Salz
¼ TL Pfeffer
½ Bund Petersilie

Zubereitung

Olivenöl in der Pfanne erhitzen und die gewürfelte Zwiebel zugeben. 3–4 Minuten braten, bis die Würfel glasig sind, und dann das Hackfleisch zugeben. So lange braten, bis kein rohes Fleisch mehr zu sehen ist.
Die gewaschenen Kirschtomaten in einem Esslöffel erhitztem Olivenöl anbraten, bis die Haut einreißt und dann die in Scheiben geschnittenen Champignons dazufügen und 2–3 Minuten mitbraten.
Die Linsen waschen und mit der 2- bis 3-fachen Menge Wasser für 10–15 Minuten kochen.
Anschließend zusammen mit den Kirschtomaten und Champignons zum Hackfleisch geben.
Mit Salz, Pfeffer und kleingehackter Petersilie abschmecken.

Tipp

Salzt man die Linsen nach dem Kochen, bleiben sie bissfester, allerdings haben sie weniger Geschmack, als wenn man sie im Salzwasser kocht.
Das Gericht kann mit 75–100 Gramm gewürfeltem Schafskäse verfeinert werden. Dann allerdings vorsichtig salzen, da der Schafkäse an sich bereits sehr salzig ist.

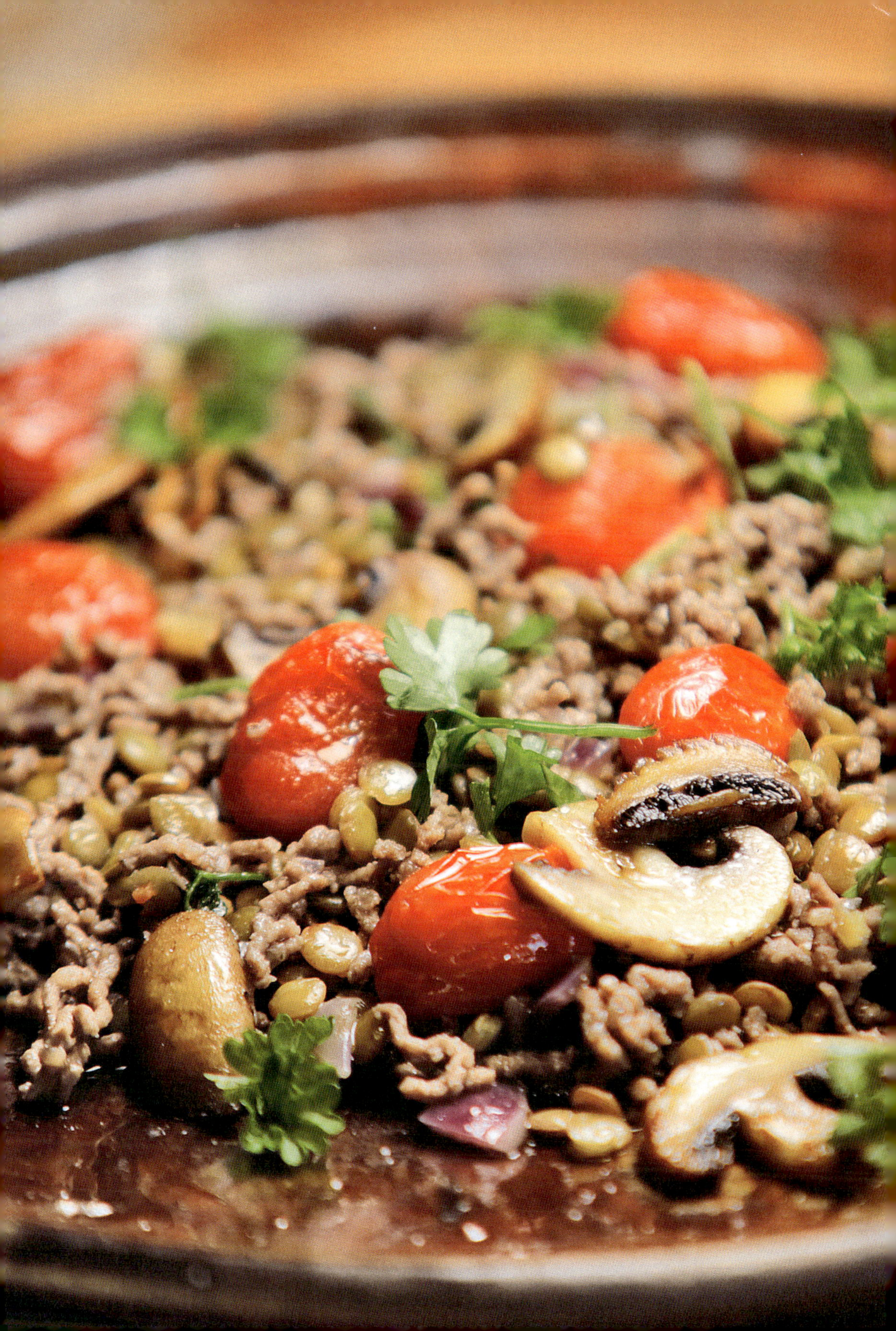

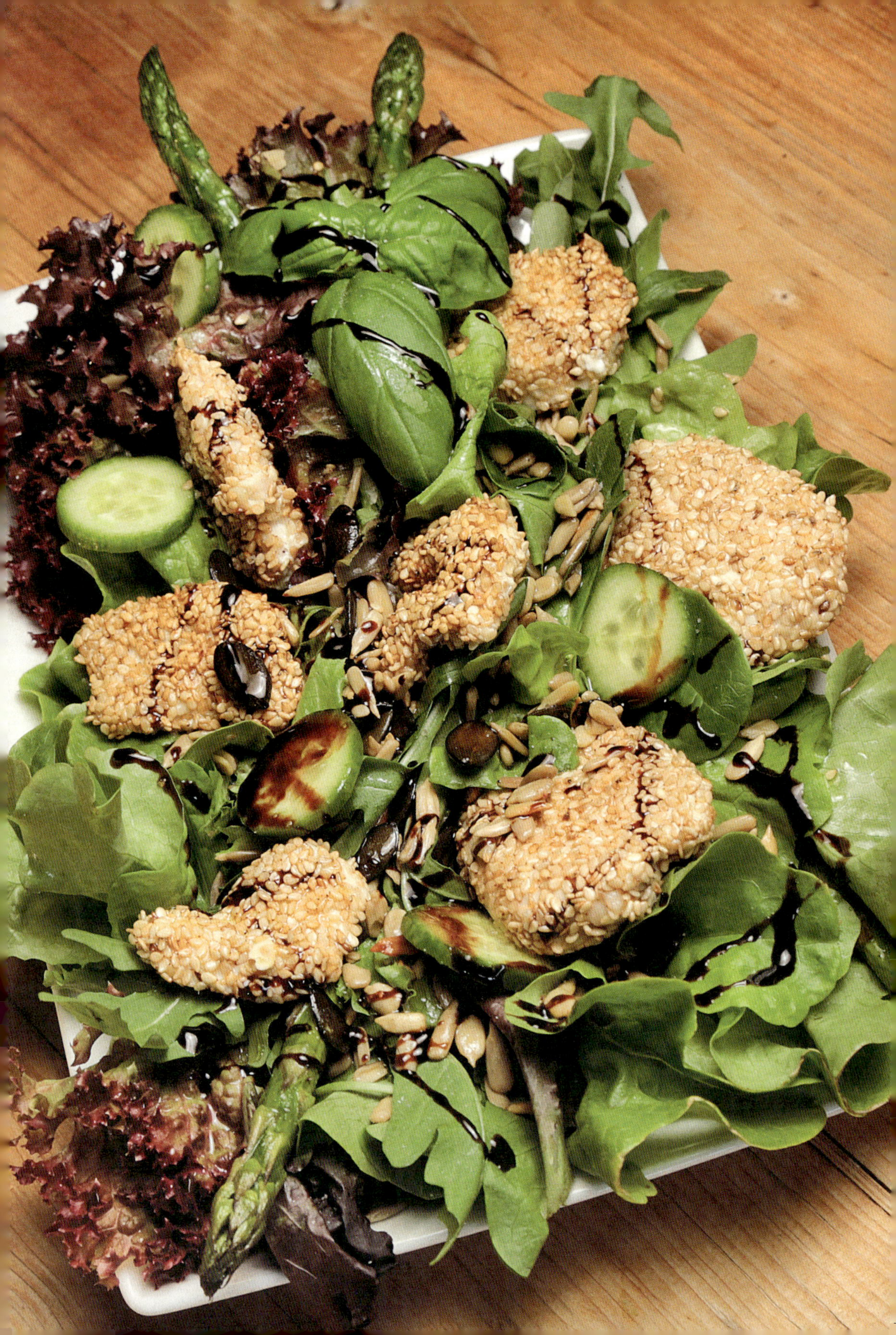

Hähnchennuggets auf Salat

Zutaten

4 Portionen

500 g Hähnchenfleisch
200 g Sesam
4 EL Honig
½ TL Salz
Pfeffer
2 EL Sonnenblumenöl
verschiedene Blattsalate
1 kleine Salatgurke
½ Packung grüner Spargel

Dressing
4 EL Olivenöl
2–3 EL cremiger Balsamico-Essig
½–1 TL Salz
Pfeffer

Dekoration
Basilikum oder Petersilie
4 EL Sonnenblumenkerne
1 EL Sonnenblumenöl

Zubereitung

Hähnchenfleisch in Scheiben schneiden, mit Honig bestreichen und in Sesam wenden.
Sonnenblumenöl erhitzen und die Hähnchenteile kurz scharf anbraten, dann bei geringer Hitze 3 Minuten pro Seite weiter garen lassen. An einem Hähnchennugget kontrollieren, ob das Fleisch durchgebraten ist. Es darf innen nicht mehr rosa sein!
Salat, Spargel und Gurke waschen. Den Salat in verzehrfähige Stück reißen und die Gurke in Scheiben schneiden. Die Enden des Spargels abbrechen – dabei bricht automatisch der harte Teil des Spargels ab. Anschließend für 2–3 Minuten mit heißem Wasser blanchieren und dann dritteln.
Für das Dressing Öl, Essig, Salz, Pfeffer und ggf. Honig vermengen.
Die Sonnenblumenkerne in einem Esslöffel Sonnenblumenöl 3–4 Minuten anbraten.
Basilikum und Petersilie waschen und hacken.
Salat auf einer Platte anrichten, Dressing, Sonnenblumenkerne und Kräuter darübergeben und anschließend die Hähnchennuggets darauflegen.

Tipp

Zum Salatdressing kann auch gern ein Esslöffel Honig gegeben werden. Wer mag, ergänzt das Gericht mit gehobeltem Parmesan oder einigen Mozzarellascheiben.

Kartoffelbrei mit Sesamkarotten und Sellerie

Zutaten

4 Portionen

Kartoffelbrei
1 kg Kartoffeln
1 TL Salz
1 EL Butter
100–200 ml Milch
½ TL Muskat

Beilage
4 Karotten
½ Sellerie
2–3 EL braune Sesamsamen
2–3 EL schwarze Sesamsamen
2–3 EL Sonnenblumenöl
Salz und Pfeffer

Topping
4–5 Blätter Basilikum

Zubereitung

Kartoffeln waschen und schälen. In einem großen Topf in gesalzenem Wasser weichkochen. Anschließend durch die Kartoffelpresse geben und mit Butter und Milch sämig rühren. Mit Muskat abschmecken.
Die Karotten und den Sellerie waschen, schälen und in Würfel schneiden. In zwei extra Pfannen jeweils 2–3 Esslöffel Sonnenblumenöl erhitzen und Karotten bzw. Sellerie dazugeben.
Nach 3–4 Minuten wird zu den Karotten der braune und zum Sellerie der schwarze Sesam zugegeben und beides weitere 3 Minuten unter häufigen Wenden gebraten.
Basilikumblätter waschen, klein schneiden und über das Gericht streuen.

Tipp

Alternativ können Sie auch Süßkartoffeln verwenden. Wer mag, gibt noch einen Esslöffel saure Sahne über das Gericht.

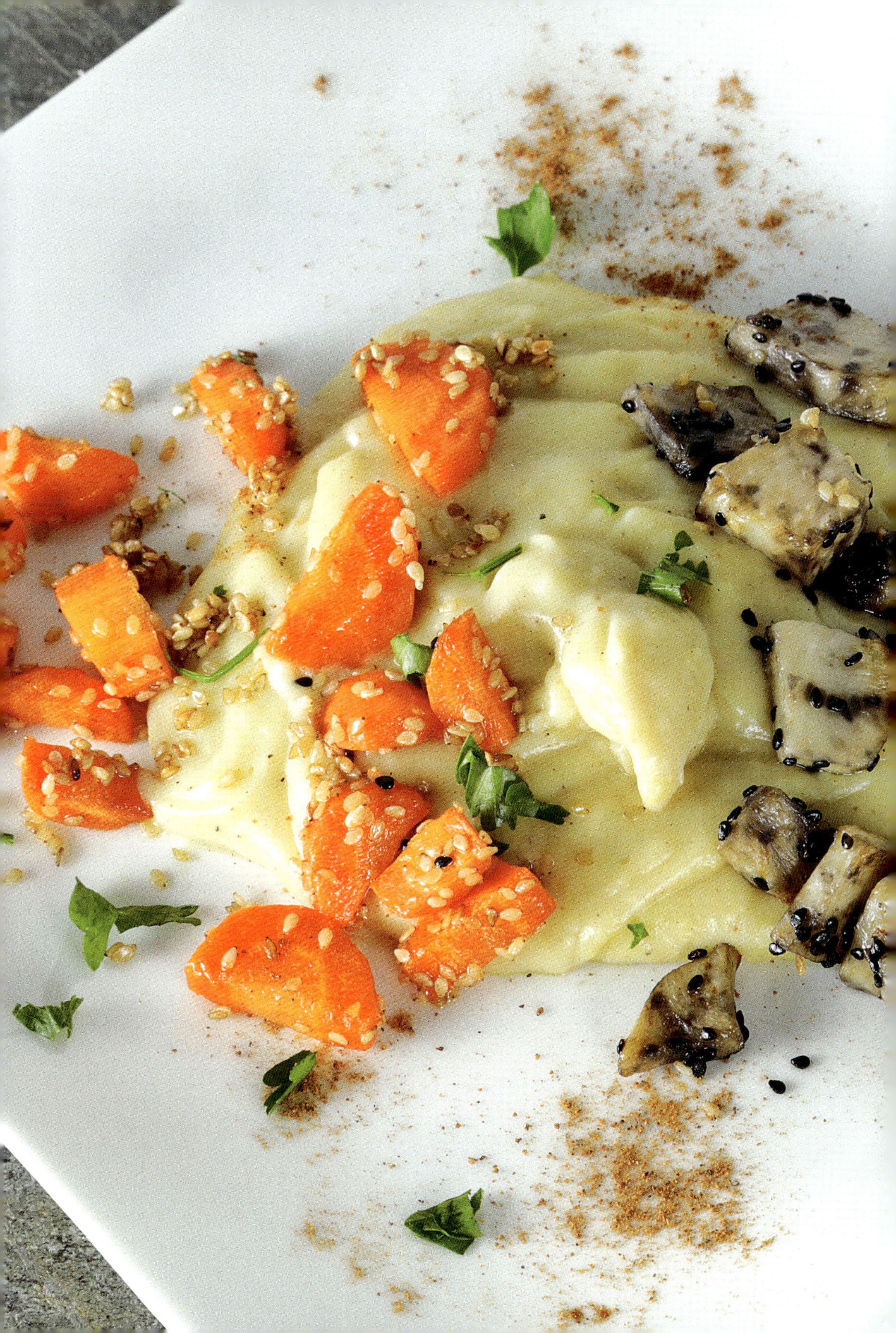

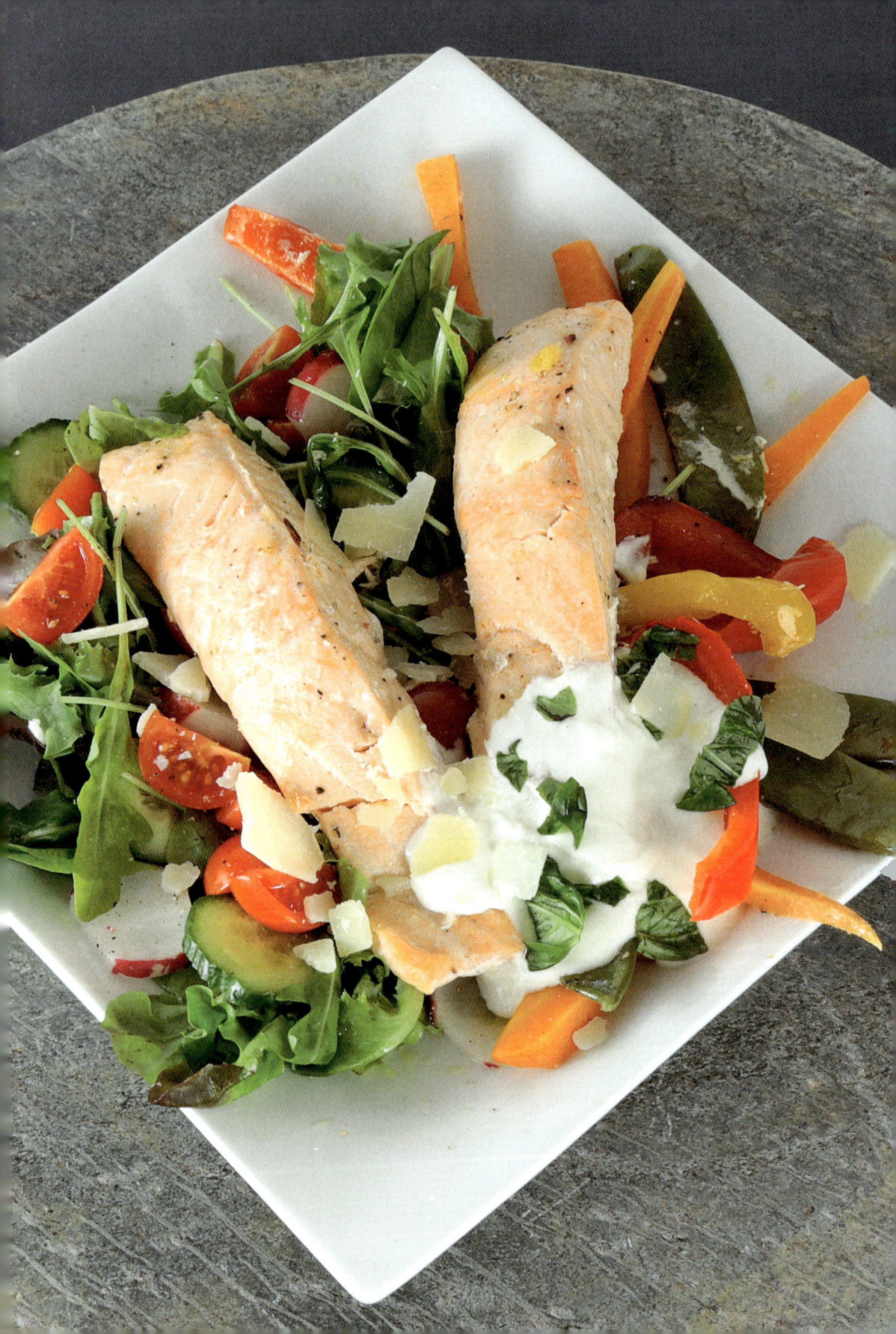

Gedämpfter Lachs auf Salat und gebratenem Gemüse

Zutaten

2 Portionen

2 Lachsfilets, tiefgefroren
½–1 Zitrone
1 Stück Ingwer, knapp daumengroß
½ Schale Mischsalat
½ Schale Rucolasalat
1 kleine Gurke
4–5 Kirschtomaten
4–5 Radieschen
1–2 Karotten
1 rote Paprika
1 gelbe Paprika
1 kleine Schale Zuckerschoten
1 TL Salz
Pfeffer
5–6 EL Oliven- oder Sonnenblumenöl
2–3 EL weißer Balsamico

Dekoration
50–100 g Parmesankäse (Splitter)

Zubereitung

Lachs aufgetaut bei niedrigster Stufe zusammen mit dem geschälten und klein geschnittenen Ingwer abgedeckt 15–20 Minuten in 1–2 Esslöffeln Oliven- oder Sonnenblumenöl garen lassen. Anschließend mit Zitronensaft, Salz und Pfeffer abschmecken.
Den Salat gründlich waschen und das Gemüse in Würfel oder Streifen schneiden.
Die Paprika 3–4 Minuten mit 1–2 Esslöffeln Oliven- oder Sonnenblumenöl anbraten. Die Zuckerschoten 1 Minute in kochendem Wasser blanchieren und dann für 1 Minute zu der Paprika in die Pfanne geben.

Für das Dressing Öl und Essig – optional zusätzlich Senf und Marmelade – vermischen und mit Salz und Pfeffer abschmecken.
Den Salat mit dem geschnittenen Gemüse vermengen und das Dressing sowie die Parmesansplitter darübergeben.

Tipp

Nach Belieben dem Dressing 1–2 Teelöffel Senf und 1–2 Teelöffel Aprikosen- oder Himbeermarmelade zufügen.

Lachs im Blätterteig

Zutaten

4 Portionen

4 Scheiben Blätterteig
(Fertigprodukt)
2 Lachsfilets, tiefgefroren
1–2 TL Salz
Pfeffer nach Belieben
Zitronensaft
1 Eigelb

Topping
saure Sahne oder Crème fraîche
Petersillie

Zubereitung

Blätterteig und Lachs auftauen lassen. Jeweils ein halbes Lachsfilet auf die eine Hälfte der Blätterteigplatte legen und mit Salz, Pfeffer und Zitronensaft würzen. Die Ränder mit Eigelb bestreichen und die Blätterteigplatte zu einer Tasche zusammenfalten. Das restliche Eigelb auf den Taschen verstreichen.
Petersilie waschen und hacken.
Mit Crème fraîche oder saurer Sahne und Petersilie servieren.

Tipp

Statt Lachs eignen sich auch Putenfleisch oder Schafskäse.

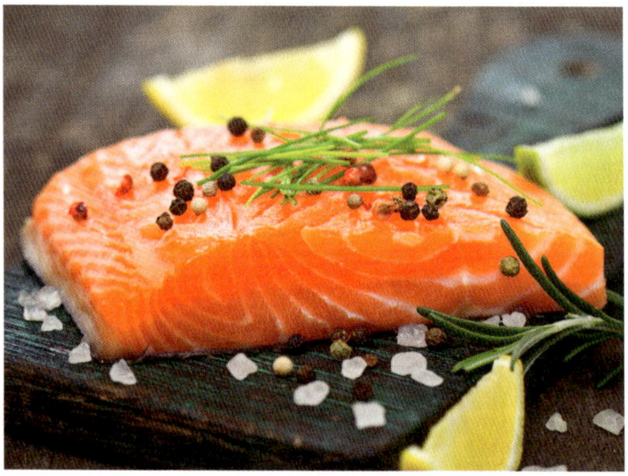

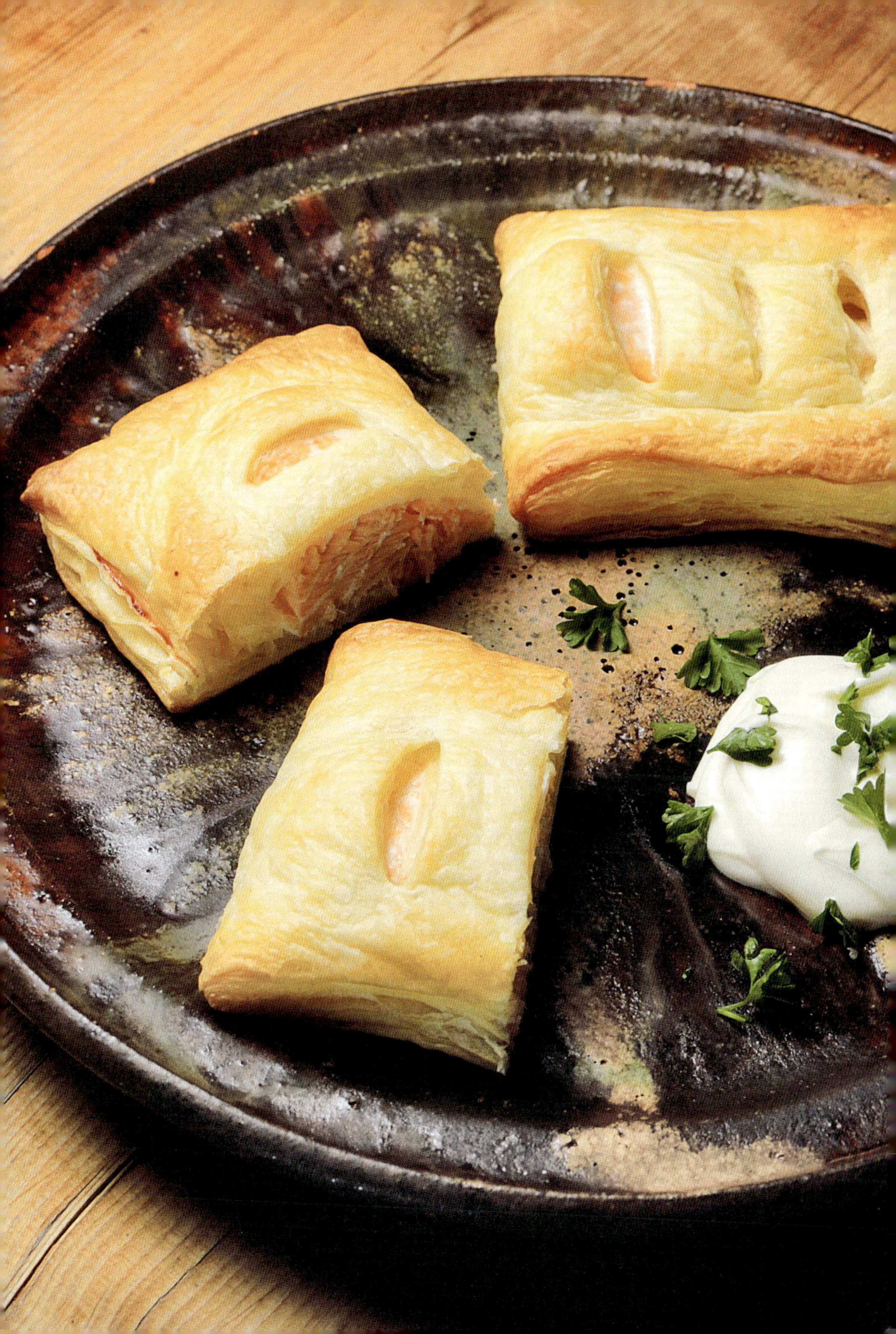

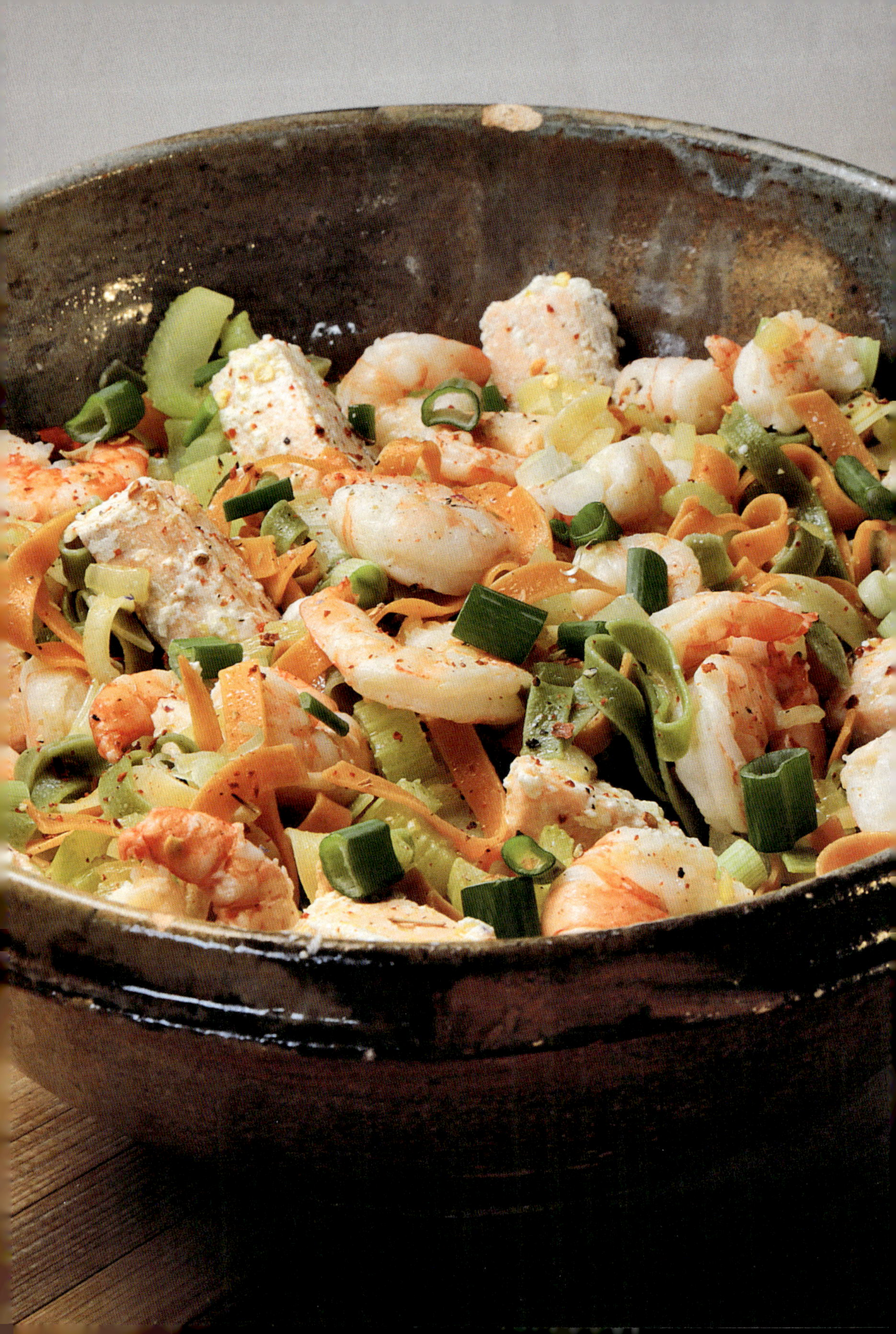

Pasta mit Lachs und Riesengarnelen

Zutaten

2–3 Portionen

300 g bunte Pasta
200 g Lachs, tiefgefroren
100 g Riesengarnelen, tiefgefroren
1 Bund Staudensellerie
1 Bund Frühlingszwiebeln
3 EL Olivenöl
2 TL Salz
¼ TL bunter Pfeffer
Chili, gemahlen, nach Belieben

Zubereitung

Aufgetauten Lachs bei niedrigster Stufe in einer abgedeckten Pfanne in einem Esslöffel Olivenöl langsam dämpfen. Anschließend in Würfel schneiden und salzen.
Aufgetaute Shrimps ebenso im geschlossenen Topf mit einem Esslöffel Olivenöl dämpfen und anschließend salzen.
Sellerie waschen, in Würfel schneiden und in einem Esslöffel Olivenöl 5 Minuten anbraten.
Frühlingszwiebeln waschen und schneiden.
Bunte Pasta in kochendem Wasser mit einem Teelöffel Salz bissfest kochen. Je nach Produkt dauert dies 7–12 Minuten (Packungsanweisung beachten!).
Anschließend alles in einer Schüssel mischen und mit Frühlingszwiebeln, Salz, Pfeffer und ggf. Chili abschmecken.

Tipp

Anstelle von Staudensellerie eignen sich auch Karotten oder Fenchel sehr gut. Saure Sahne oder Schmand ergeben zwar einige Extrakalorien, aber auch eine extrafeine Note!

Linsensalat mit Schafskäse und Croûtons

Zutaten

2–3 Portionen

200 g rote Linsen
½ l Gemüsebrühe
1 Packung Schafskäse
1–2 Stück roter Chicorée
1 rote Zwiebel
2 Scheiben Toast- oder Weißbrot
frischer Koriander oder frische Petersilie nach Belieben
½ TL Salz
Pfeffer nach Belieben
4 EL Oliven- oder Sonnenblumenöl
2–3 EL weißer Balsamico-Essig

Zubereitung

Die Linsen waschen und in der Brühe circa 10 Minuten kochen lassen, dann abgießen.
Aus 2 Esslöffeln Öl, weißem Balsamico-Essig, Salz und Pfeffer das Dressing herstellen.
Das Toast- oder Weißbrot in Würfel schneiden und in 2 Esslöffeln Öl goldgelb anbraten. Optional etwas salzen.
Den Schafskäse und die Zwiebeln in Würfel und den Chicorée in Streifen schneiden und unter die Linsen mischen. Das Dressing zugeben.
Anschließend kleingehackten Koriander oder Schnittlauch darüber streuen.

Tipp

Der Schafskäse kann auch durch angebratenen Tofu ersetzt werden.

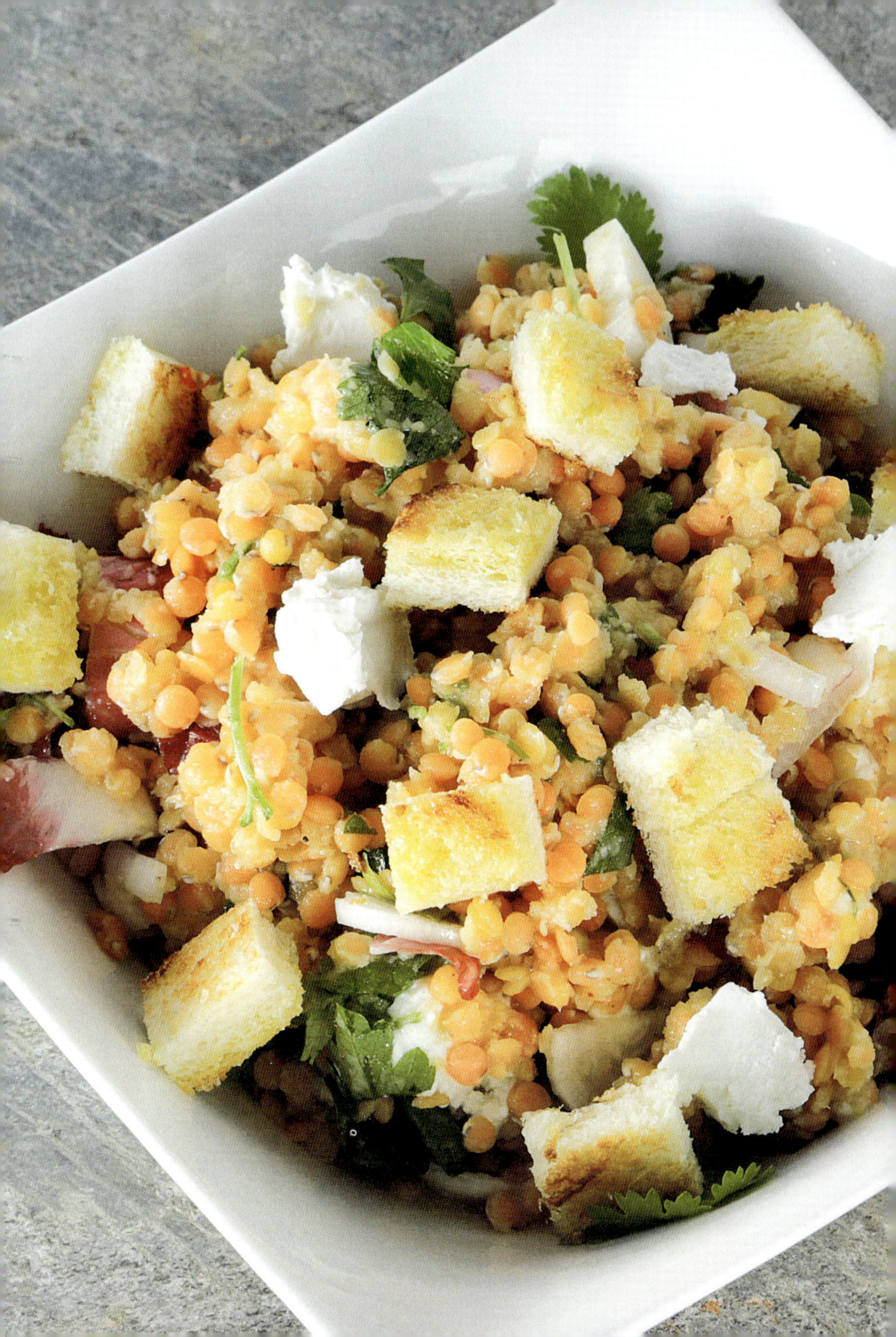

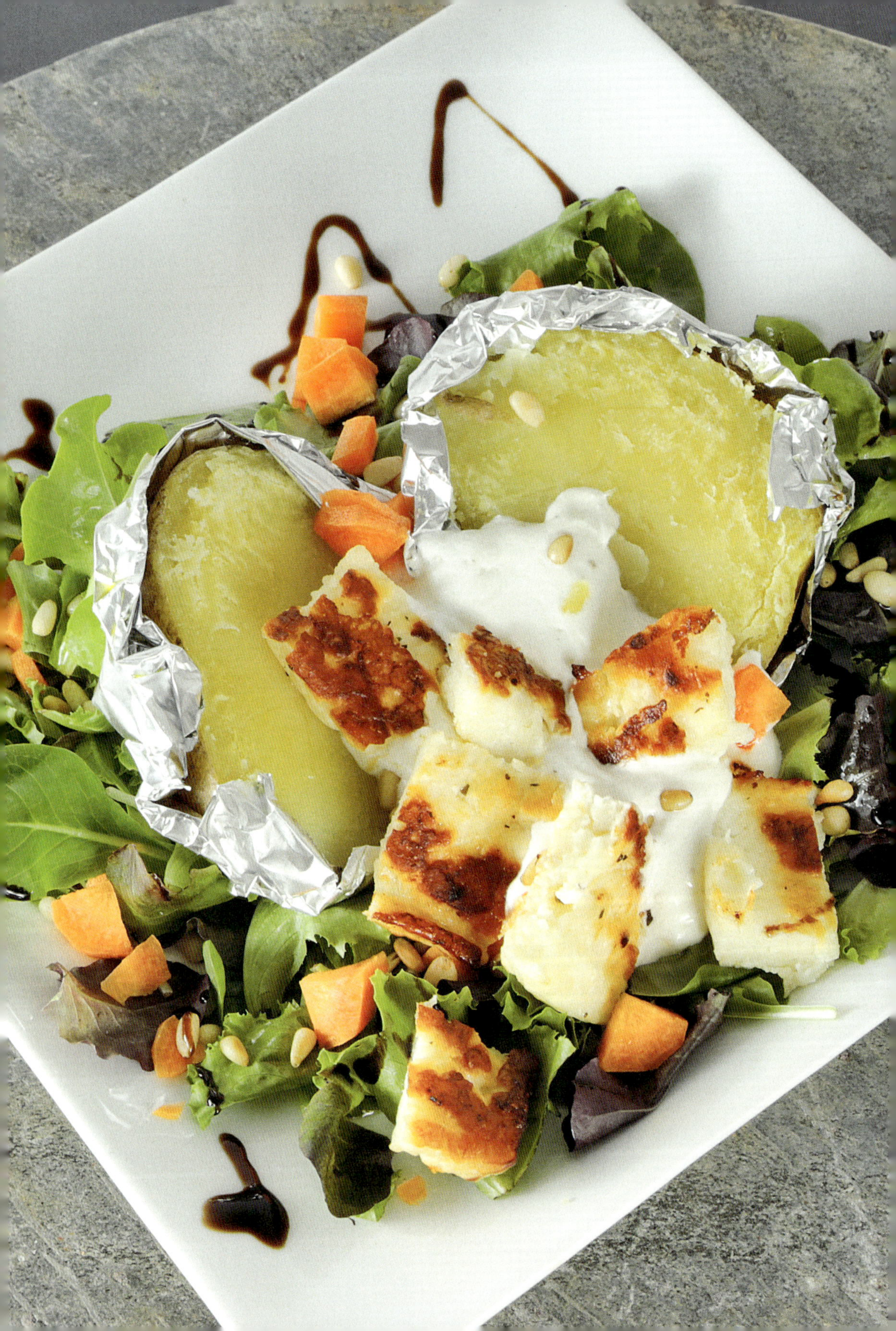

Ofenkartoffel mit Salat und verschiedenen Toppings

Zutaten

1 Portion

1 große mehlige oder überwiegend festkochende Kartoffel
eine große Handvoll Blattsalate (zum Beispiel Feldsalat, Rucola, Eisbergsalat)

Dressing
2 EL Olivenöl
2 EL cremiger Balsamico-Essig
Salz und Pfeffer nach Belieben

Topping
3 gehäufte EL Speisequark
100–200 g Putenfleisch im Ganzen
oder 100–200 g Shrimps
oder 100–200 g Bratkäse (Halloumi)
Salz und Pfeffer nach Geschmack

Tipp

Wenn es schnell gehen soll, kann die Kartoffel 10–15 Minuten im Salzwasser vorgekocht werden. Wer mag, fügt der Kartoffel einen Teelöffel Butter sowie Salz, Pfeffer und/oder Kräuter wie Rosmarin oder Oregano hinzu. Zu den Shrimps passen auch Lauchzwiebeln hervorragend.

Zubereitung

Die Kartoffel gründlich waschen, denn die Schale sollte mitgegessen werden. Dort sind die meisten Mineralstoffe und Vitamine versteckt!
Mit einem Holzspieß die Kartoffel anstechen, damit die Hitze auch ins Innere dringen kann.
Die Kartoffel in Alufolie gewickelt in dem bei 200–220 °C vorgeheizten Ofen weich garen. Die Garzeit richtet sich nach der Größe der Kartoffel. Mit dem Holzspieß kann getestet werden, ob die Kartoffel auch im Inneren weich ist!
Den Speisequark nach Belieben mit Salz und Pfeffer abschmecken. Olivenöl, Balsamico-Essig mit Salz und Pfeffer zu einem Dressing vermischen.

Topping mit Pute: Olivenöl erhitzen und die Pute auf beiden Seiten circa 3 Minuten anbraten. Dann in Streifen schneiden. Dabei darauf achten, dass das Fleisch vollständig durchgebraten ist. Mit Salz und eventuell Pfeffer abschmecken.
Topping mit Shrimps: Die Shrimps in etwas Olivenöl bei geringer Hitze im geschlossenen Topf 5–7 Minuten garen. Mit Salz und nach Belieben mit Pfeffer abschmecken.
Topping mit Halloumi: Den Bratkäse mit etwas Olivenöl in einer Pfanne 2–3 Minuten pro Seite goldgelb anbraten und dann in Würfel schneiden.

Salat waschen, auf dem Teller anrichten und das Dressing darübergeben. Die in der Mitte halbierte Ofenkartoffel auf den Salat legen. Auf die Kartoffel den Quark und obendrauf das Topping geben.

Pasta mit Kirschtomaten, Rucola und Parmesan

Zutaten

2–3 Portionen

500 g Bandnudeln
1 TL Salz
1 EL Olivenöl
500 g Kirschtomaten
2 EL Olivenöl
1 Packung Rucola
100 g Parmesan, gehobelt
50 g Pinienkerne
Salz und Pfeffer nach Geschmack
8–10 Blätter Basilikum

Zubereitung

Reichlich Wasser in einem Topf erhitzen und einen Teelöffel Salz sowie einen Esslöffel Öl dazugeben. Bandnudeln ins Wasser geben und nach Packungsanweisung al dente kochen.
Kirschtomaten waschen und Olivenöl in einem Topf erhitzen. Die Tomaten im Ganzen bei geschlossenem Topf und mittlerer Hitze 8–10 Minuten weich kochen lassen.
Rucola und Basilikum waschen und schneiden. Parmesan hobeln und die Pinienkerne 2–3 Minuten anbraten.
Die Tomaten werden zusammen mit dem Rucola unter die Pasta gehoben, anschließend wird alles mit Salz und Pfeffer abgeschmeckt.
Zum Servieren werden Pinienkerne, Parmesan und Basilikum über die Pasta gegeben.

Tipp

Zusammen mit den Kirschtomaten können kleine Speckwürfel erhitzt werden. Das gibt eine sehr würzige Note!

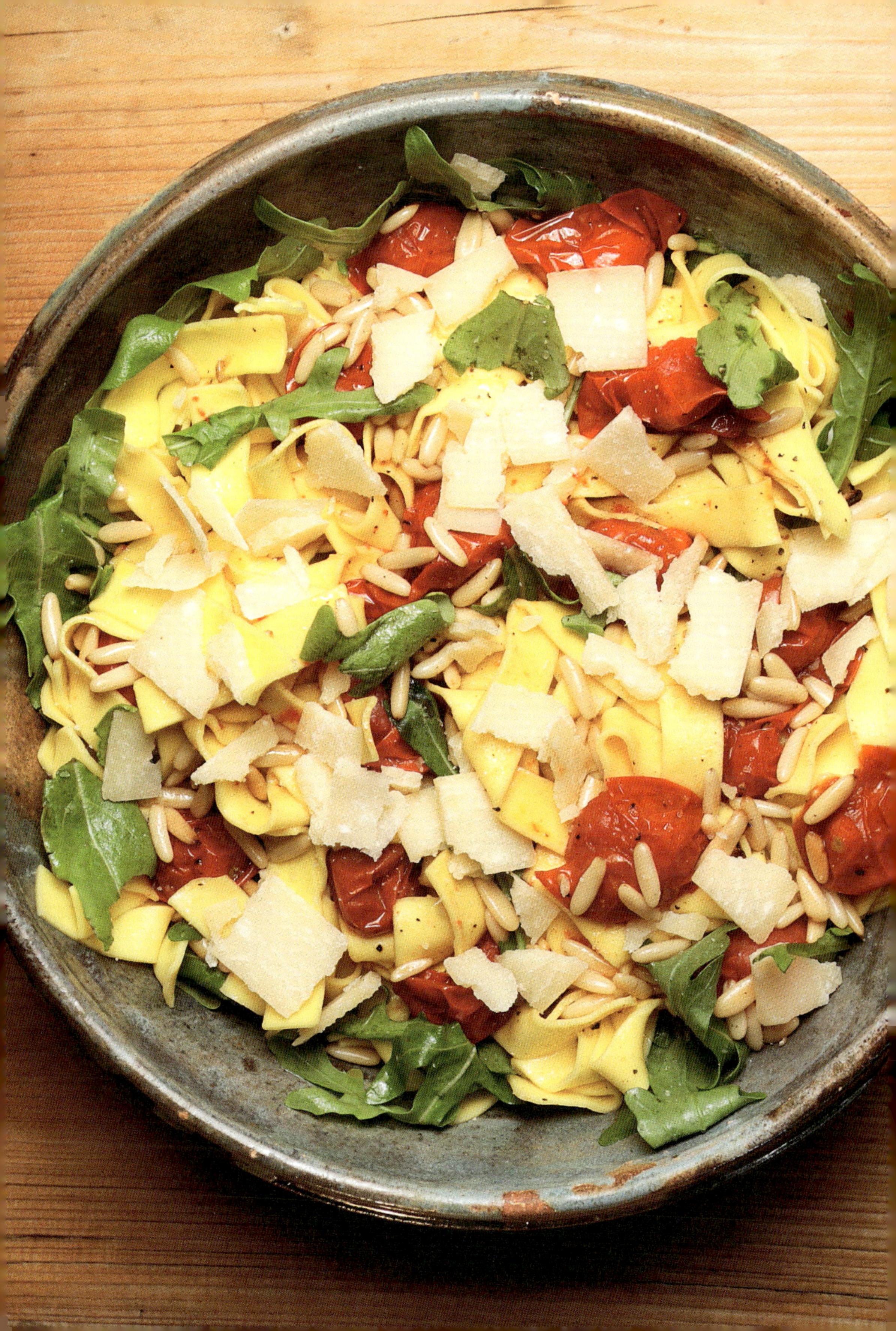

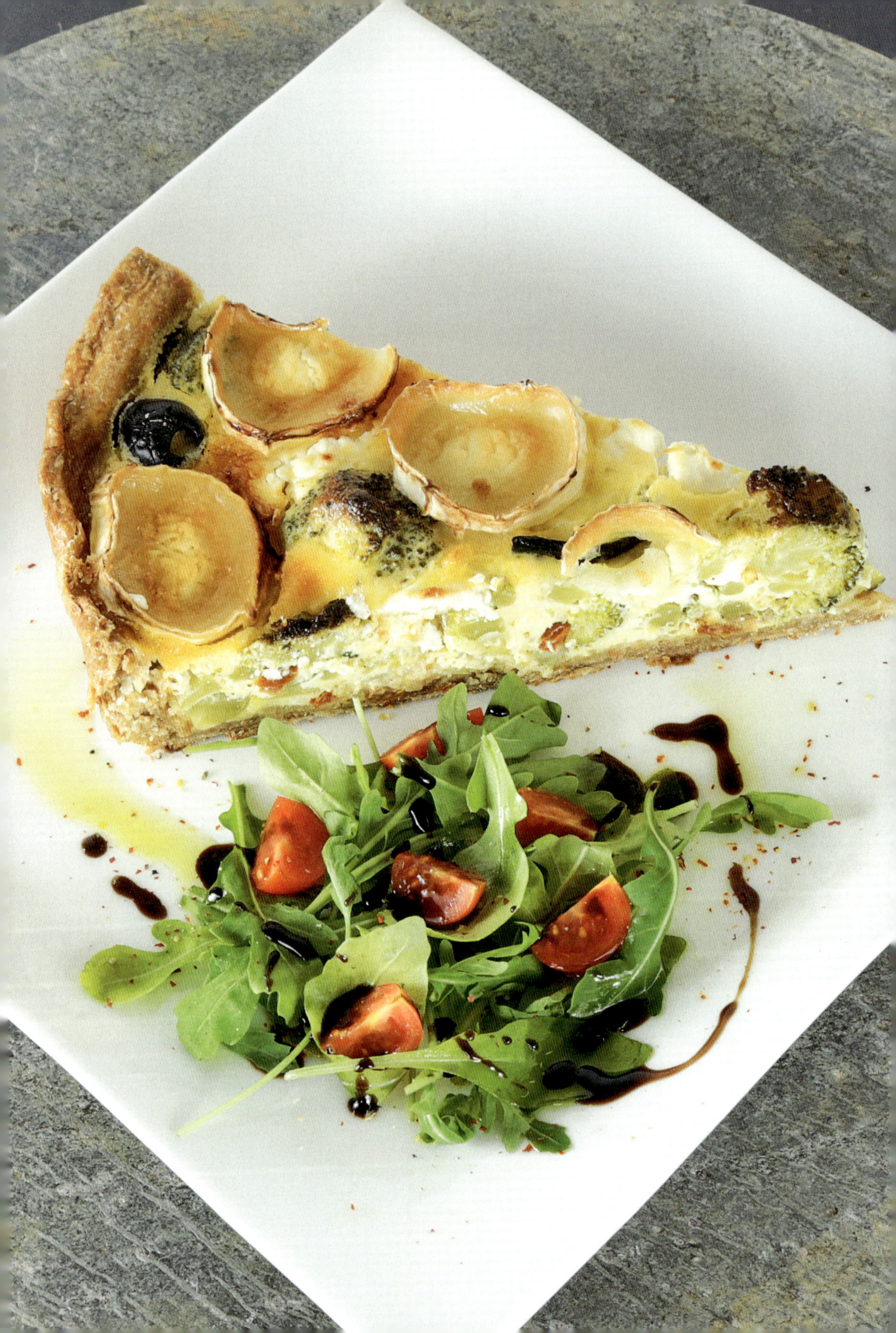

Quiche – mit Roggenvollkornmehl und Ziegenkäse

Zutaten

4 Portionen

Teig
200 g Roggenvollkornmehl
100 g Butter
1 Ei
Salz

Füllung
1 Kopf Brokkoli
1–2 Zwiebeln
2 Tomaten
2 Karotten
10 schwarze Oliven
200 g Crème fraîche
3–4 Eier
Salz und Pfeffer nach Geschmack

Topping
1 Packung Ziegenkäse

Zubereitung

Die Butter sollte idealerweise 1–2 Stunden vor der Zubereitung aus dem Kühlschrank genommen werden. Dann zusammen mit Mehl, Ei und Salz vermengen und kneten. Anschließend ungefähr 1 Stunde im Kühlschrank ruhen lassen.
Für die Füllung das Gemüse waschen und in Würfel schneiden. Die Crème fraîche mit den Eiern, Salz und Pfeffer vermengen.
Mit dem Quicheteig eine Auflaufform dünn auskleiden. Das Gemüse auf den Teig geben und im Anschluss die Crème-fraîche-Eier-Masse und den in Scheiben geschnittenen Ziegenkäse darübergeben.
Im vorgeheizten Backofen (200 °C) circa 30 Minuten lang backen.

Tipp

Für die Quiche kann natürlich auch anderes Gemüse wie Fenchel, Staudensellerie, Kohlrabi und vieles mehr verwendet werden.

Ratatouille mit Pangasiusfilet

Zutaten

2–3 Portionen

3 Pangasiusfilets, tiefgefroren
1 Aubergine
3–4 Strauchtomaten
1 mittelgroße Zucchini
3–4 EL Sauerrahm
1 Zitrone
Salz, Pfeffer

Dekoration
Pinienkerne
cremiger Balsamico-Essig
Basilikum
optional: Tomatensauce
½ Tube Tomatenmark
1 EL Olivenöl
3 EL Rotwein
1 EL Sahne (optional)

Zubereitung

Den aufgetauten Fisch bei sehr niedriger Stufe abgedeckt circa 10 Minuten erhitzen. Nach 5 Minuten den Sauerrahm und den Saft der Zitrone zugeben. Anschließend mit Salz und Pfeffer würzen.
Für das Ratatouille Aubergine, Zucchini und die Tomaten in Scheiben schneiden und anbraten. Mit Pfeffer und Salz abschmecken und im Wechsel auf dem Teller anrichten.
Die Pinienkerne 2–3 Minuten anrösten und zusammen mit dem cremigen Balsamico-Essig und Basilikum anrichten.

Für die optionale Tomatensauce Olivenöl erhitzen, Tomatenmark zugeben und 2–3 Minuten anbraten. Anschließend mit Rotwein ablöschen. Wer mag, gibt noch einen Esslöffel Sahne zu.

Tipp

Den Fisch bereits morgens aus dem Kühlfach nehmen und vor dem Erhitzen komplett auftauen lassen.

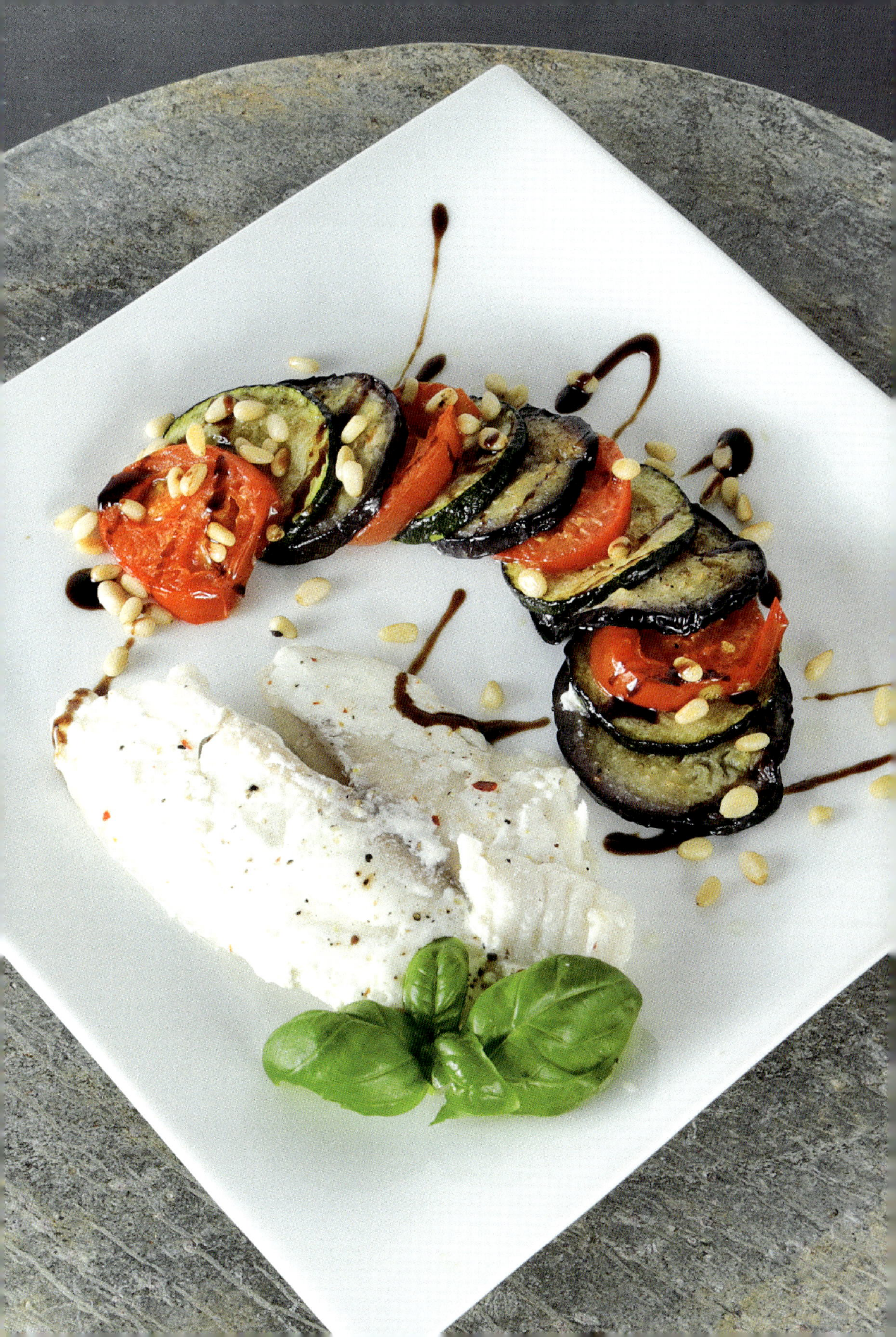

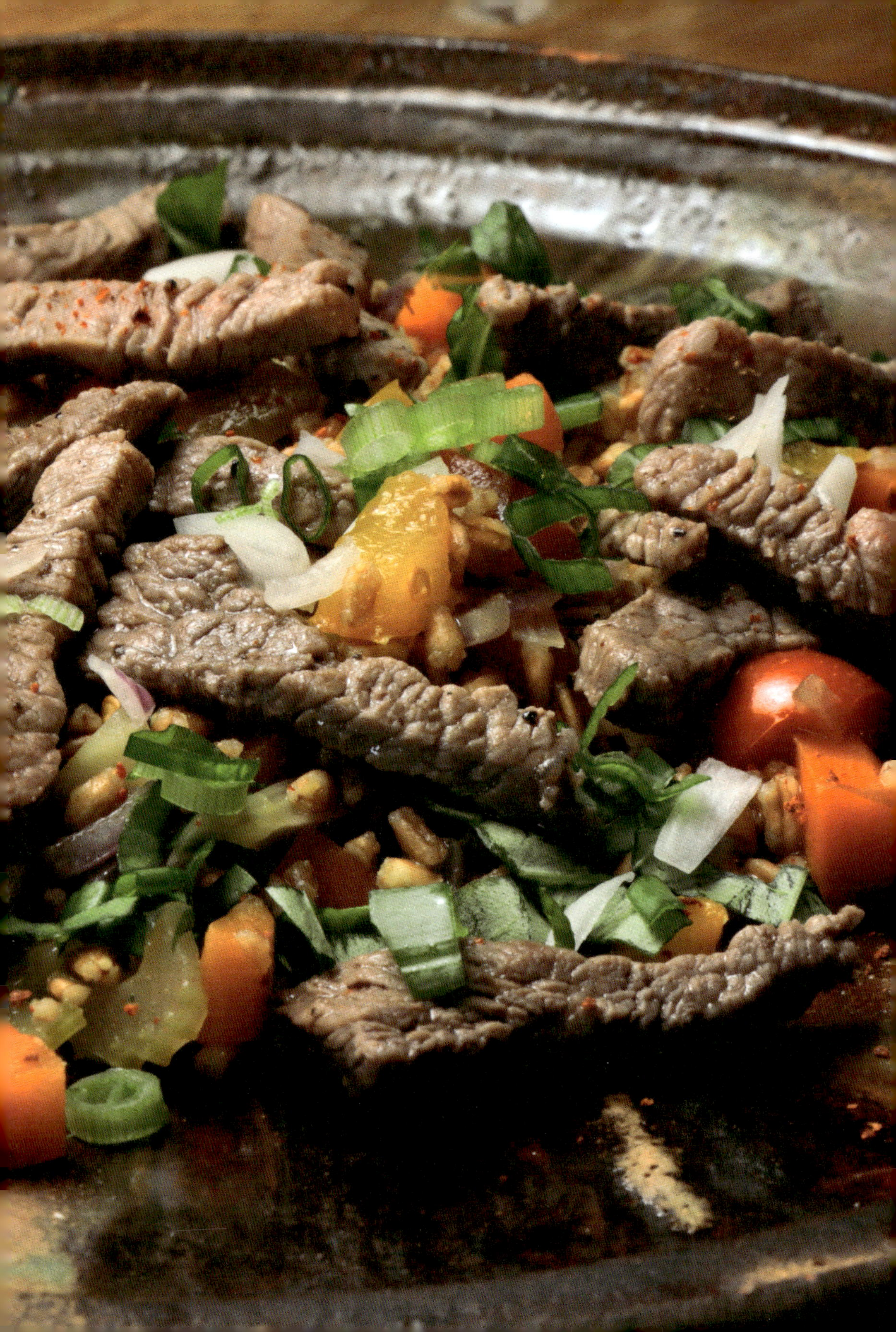

Rindfleischstreifen auf Dinkel und Gemüse

Zutaten

2 Portionen

200 g Rindfleisch
150 g Dinkel
1 gelbe Paprika
1 rote Paprika
3 Karotten
1 rote Zwiebel
6–8 Blätter Basilikum,
4–6 Stängel Petersilie
Salz, Pfeffer, Chili gemahlen nach Belieben

Zubereitung

Zwiebeln, Paprika und Karotten putzen und würfeln. Rindfleisch in Streifen schneiden.
Zwiebeln glasig anbraten, dann Rindfleisch dazugeben und kurz anbraten. Rindfleisch darf beim Verzehr in Inneren noch rosig sein. Alternativ kann das Fleisch im Ganzen gebraten und anschließend geschnitten werden. So bleibt es meist saftiger.
Gemüsewürfel dazugeben und anbraten. Wir empfehlen kurze Bratzeiten!
Dinkel in heißem Wasser wie Reis zubereiten: pro Tasse Dinkel werden 2 Tassen Wasser zugegeben. Salz oder Gemüsebrühe hinzufügen und so lange kochen, bis die komplette Flüssigkeit aufgenommen wurde.
Anschließend alles vermengen und nach Belieben mit Salz, Pfeffer, Chili und frischen Kräutern abschmecken.

Tipp

Idealerweise wird Rindfleisch frisch vom Metzger gekauft und darauf geachtet, dass dieses möglichst wenig durchwachsen ist. Viele Supermärkte bieten aber auch sehr gutes eingeschweißtes Fleisch an. Wahlweise Filet, Lende, Hüfte oder Roastbeef. Vegetarier können das Rindfleisch durch Schafskäse ersetzen, müssen dann aber sehr vorsichtig mit dem Salz umgehen, da der Schafskäse bereits sehr salzig schmeckt! Bei Laktoseintoleranz bietet Tofu eine gute Alternative.

Risotto mit Speck und Pilzen

Zutaten

3 Portionen

300 g Risotto-Reis
1–2 TL Salz
¼ l Gemüsebrühe
100 g geriebener Parmesan
1 Packung gewürfelter Speck
200 g Champignons
100 ml trockener Weißwein

Dekoration
1 Packung Brunnenkresse

Zubereitung

Risotto-Reis mit der doppelten Menge Wasser und einem Teelöffel Salz kochen, bis das Wasser verkocht ist. Anschließend die Brühe zugeben und bei geringer Hitze weiter kochen lassen.
In einer Pfanne die Speckwürfel anbraten. Die Champignons sauber bürsten – nicht waschen –, in Scheiben schneiden und für 1–2 Minuten zusammen mit dem Speck anbraten.
Das Risotto mit Weißwein und Parmesan abschmecken und Speck und Champignons unterheben. Nach Belieben mit Salz und Pfeffer nachwürzen.
In tiefe Teller geben und mit der gewaschenen Brunnenkresse dekorieren.

Tipp

Ein Teelöffel saure Sahne und/oder geröstete Pinienkerne passen perfekt dazu.
Vegetarier können den Speck sehr gut durch Schafskäsewürfel ersetzen. Diese werden ohne Anzubraten direkt untergehoben.

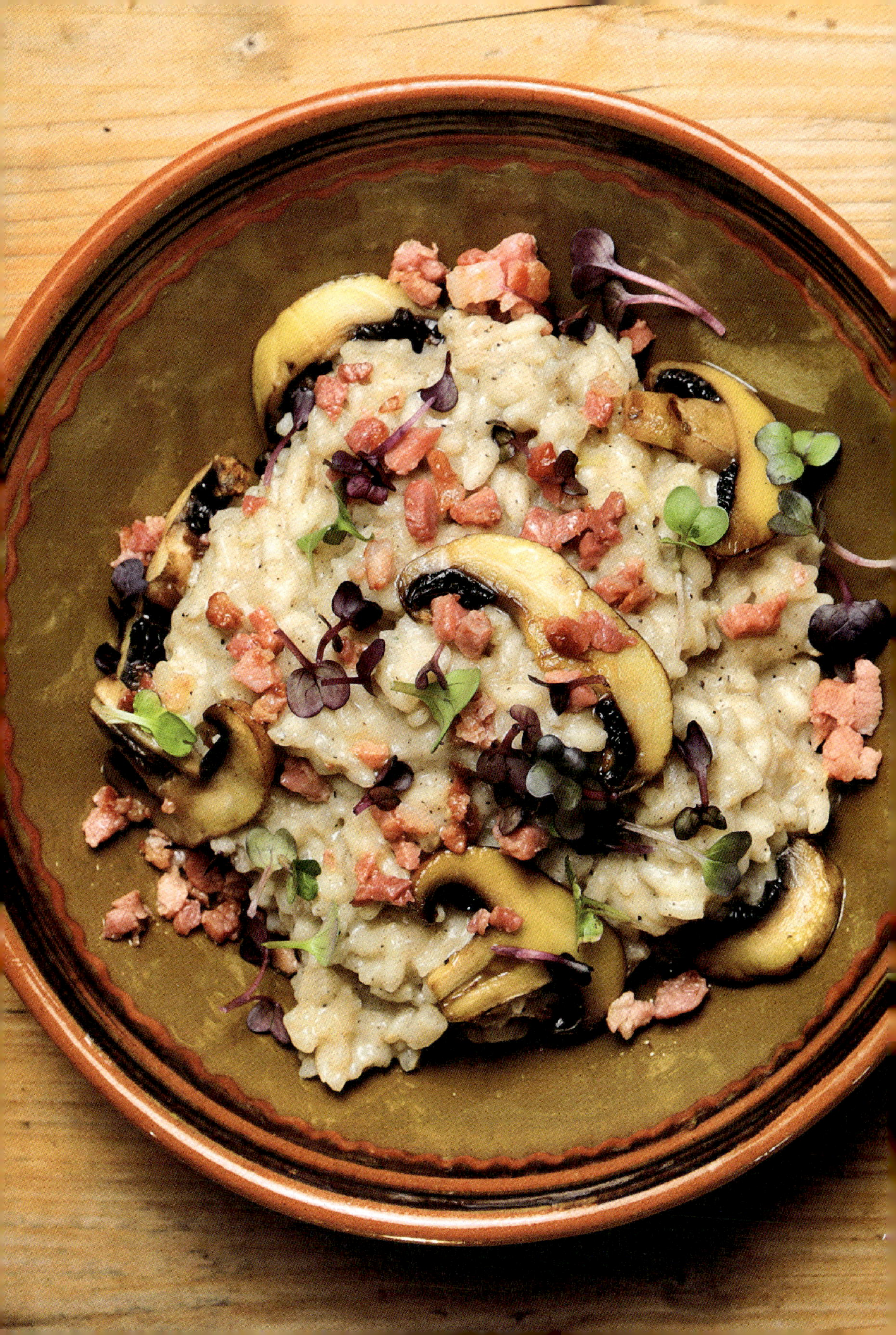

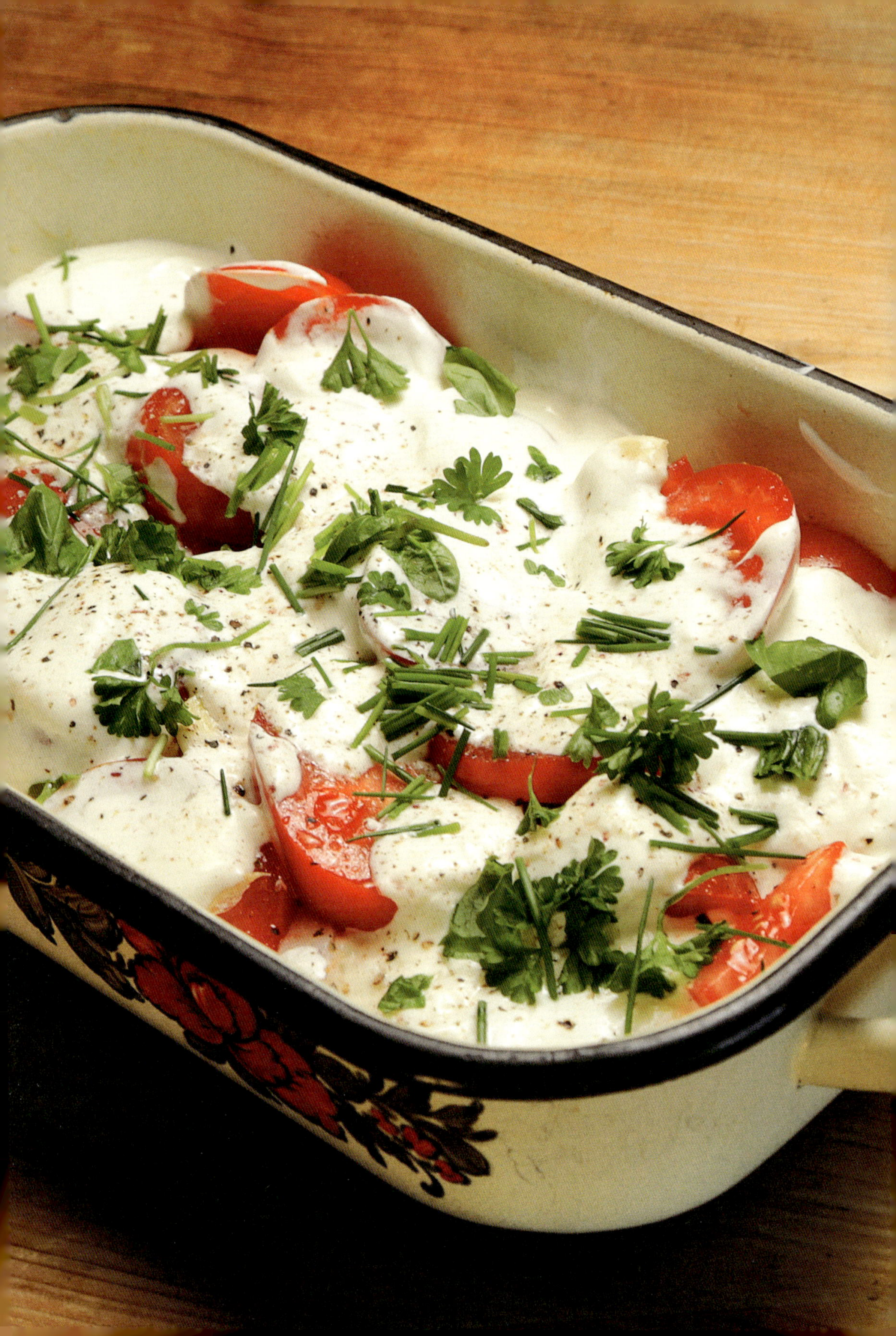

Seelachs mit Tomaten und Mozzarella überbacken auf Couscous

Zutaten

4 Portionen

4–6 Seelachsfilets, tiefgefroren
4–6 Strauchtomaten
1–2 EL Olivenöl
Saft einer Zitrone
Salz und Pfeffer
1–2 Becher saure Sahne
300 g Couscous
300 ml Gemüsebrühe oder
Wasser mit ½ TL Salz
1 EL Olivenöl

Dekoration
½ Bund Petersilie
½ Bund Schnittlauch
2–3 Blätter Basilikum pro Portion

Zubereitung

Ofenpfanne mit Olivenöl ausstreichen und den aufgetauten Seelachs darauflegen. Salz, Pfeffer und Zitronensaft auf den Fisch geben.
Die Tomaten waschen, in Scheiben schneiden und auf den Fisch legen. Anschließend die saure Sahne darüber verteilen.
Die Ofenpfanne mit einem Deckel oder Alufolie verschließen und im vorgeheiztem Backofen bei 180 °C 25–30 Minuten backen.

Petersilie, Schnittlauch und Basilikumblätter waschen. Petersilie und Schnittlauch hacken, die Basilikumblätter ganz lassen. Die Kräuter beim Servieren über den gebackenen Fisch geben.
Bei Bedarf mit Salz und Pfeffer nachwürzen.

Tipp

Seelachs gibt es im 1000-g-Beutel in der Tiefkühlabteilung. Wenn dieser schonend aufgetaut wird, lässt er sich schnell und sehr gut zubereiten. Dafür 2–3 Stunden vorher aus dem Tiefkühlfach nehmen und auftauen lassen. Wer mag, kann zusätzlich dünne Scheiben Mozzarella vor dem Backen auf die Tomatenscheiben legen.

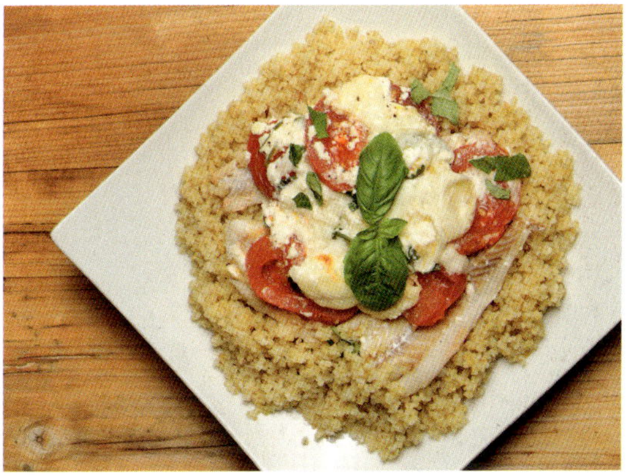

Grünes Thaicurry mit Gemüse, Mango und Cashewkernen

Zutaten

4 Portionen

500 g Hähnchenbrustfilet oder Putenfleisch
400 g Basmatireis
½ TL Salz
1–2 Dosen Kokosmilch
1 kleine Zucchini
2 große Karotten
3 Paprikaschoten (je 1 rote, 1 gelbe, 1 grüne)
1 Packung grüne Bohnen
1 Packung Zuckerschoten
1 kleine Chilischote, mittelscharf
1–2 EL Sesamöl
1 Mango
200 g Cashewkerne
1 TL Salz
1–2 TL grüne Thaicurrypaste
Pfeffer nach Geschmack

Dekoration
½–1 Bund Koriander

Zubereitung

Den Reis mit doppelter Menge Wasser und ½ Teelöffel Salz bei mittlerer Hitze kochen lassen, bis das Wasser komplett verkocht ist.
Gemüse waschen und in Würfel schneiden. Sesamöl in einer Wokpfanne erhitzen und als Erstes die Karotten zugeben und 2 Minuten anbraten lassen. Dann die Zucchini zugeben und nach weiteren 2 Minuten die Paprika.
Die Bohnen und Zuckerschoten 1 Minute lang in kochendem Wasser blanchieren. Anschließend zum restlichen Gemüse geben und das Ganze mit Kokosmilch aufgießen. Nun den Reis und die Thaicurrypaste dazugeben.
Die Chilischote waschen und in sehr dünne Ringe schneiden. Die Mango schälen und in schmale Scheiben schneiden, anschließend beides unterheben.
Die Cashewkerne 2–3 Minuten in beschichteter Pfanne anrösten und mit dem gewaschenen und gehackten Koriander beim Servieren über das Gericht geben.

Tipp

1–2 Esslöffel Erdnussbutter erhöhen zwar die Kalorienmenge ein wenig, schmecken aber hervorragend dazu! Ein süß-scharfer Charakter entsteht durch die Zugabe von 1–2 Teelöffeln Honig oder Pfirsichmarmelade.

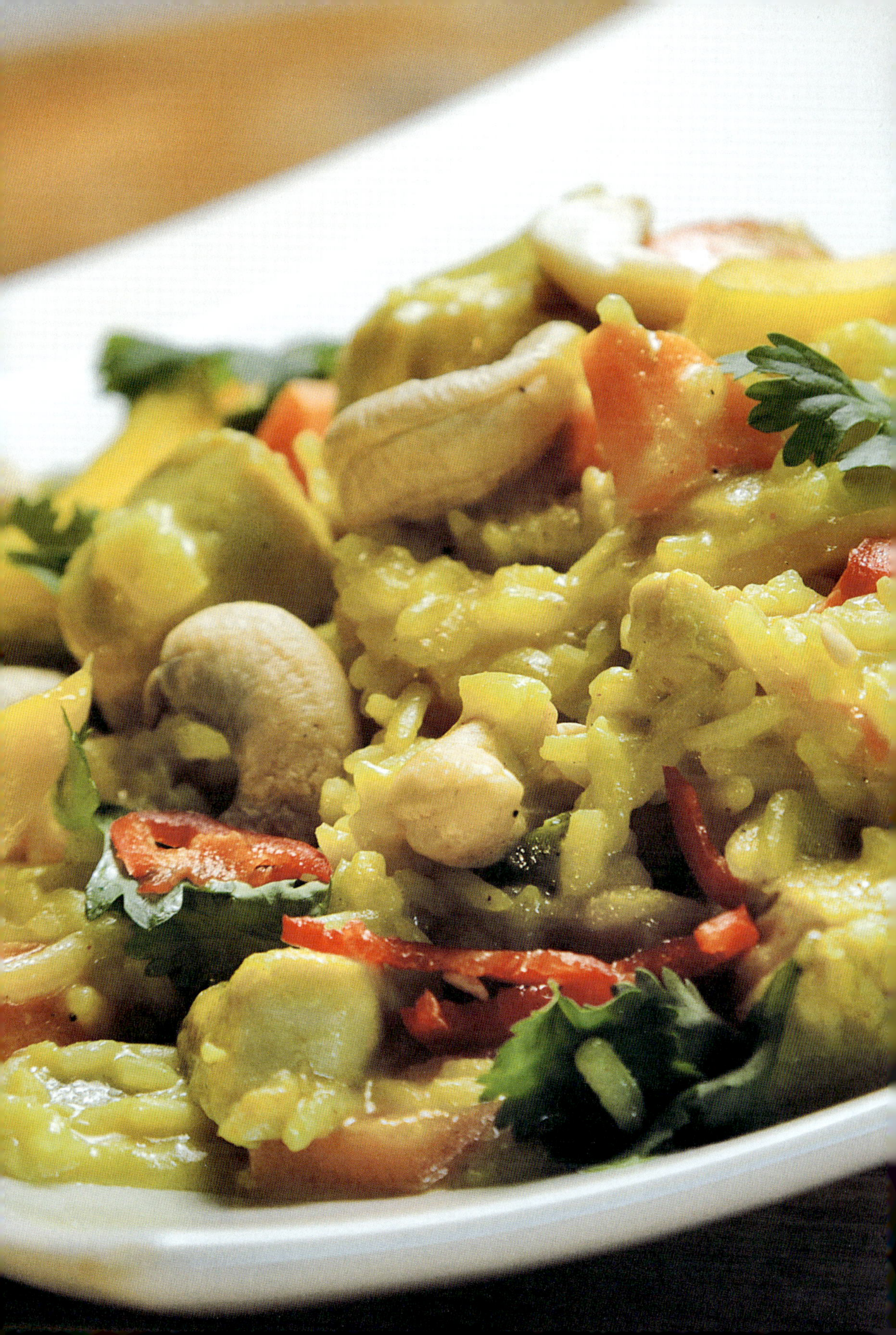

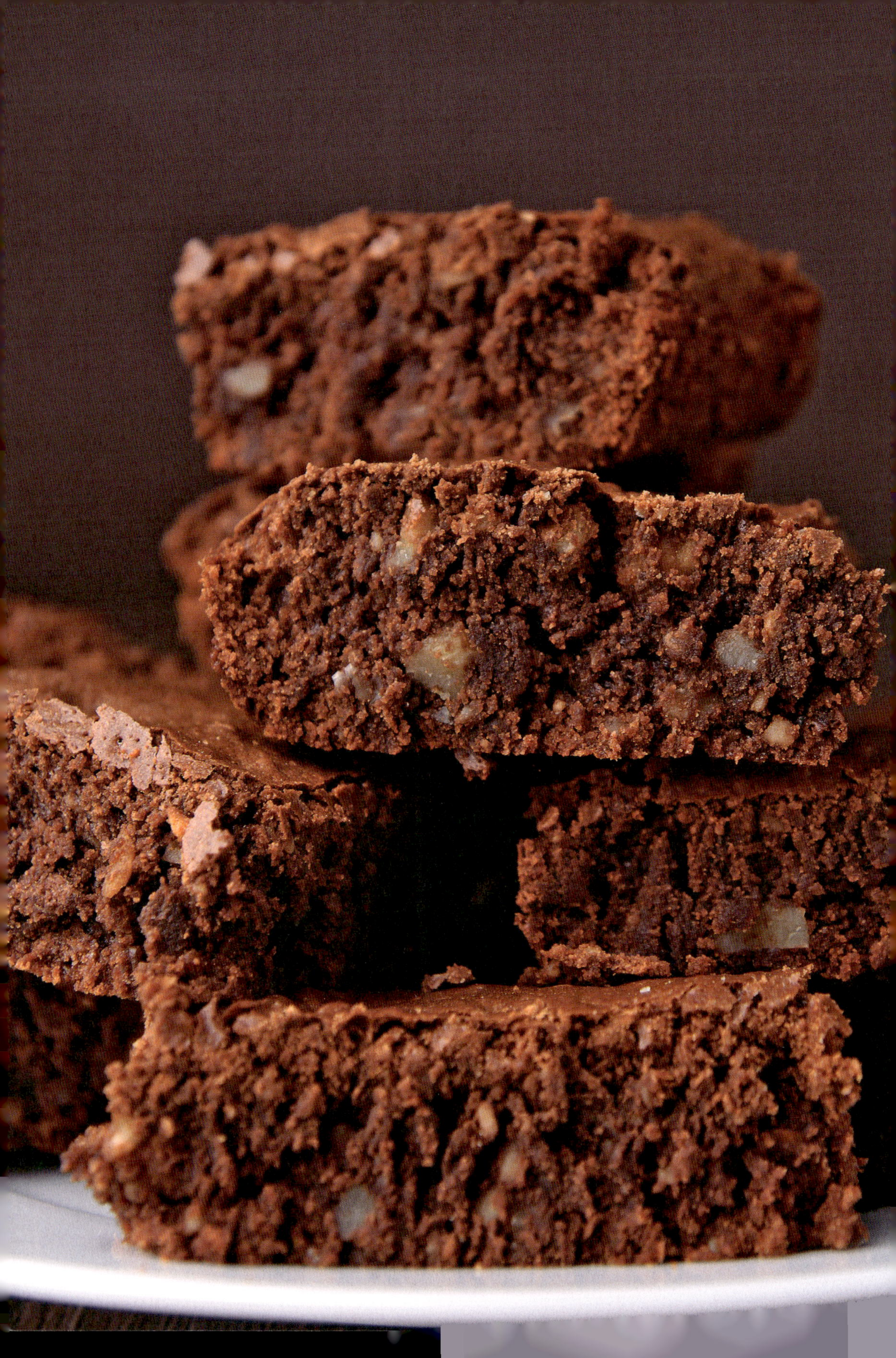

Brownies

Zutaten

4 Portionen

250 g Vollmilch-Kuvertüre
250 g Zartbitter-Kuvertüre
150 g Butter
300 g Rohrzucker
4 Eier
½ TL Salz
250 g Mehl
½ Päckchen Backpulver
200 g Walnüsse
2–3 EL Butter zum Ausstreichen

Zubereitung

Die Kuvertüre zerbrechen und zusammen mit der Butter im Wasserbad schmelzen, dann abkühlen lassen.
Eier mit Zucker und Salz 2–3 Minuten verrühren, bis eine gleichmäßige Masse entstanden ist. Die Walnüsse zerstoßen und anschließend mit der Schokoladenmasse, Mehl und Backpulver vermengen.
1–2 Backformen mit Butter großzügig ausstreichen und den Teig einfüllen.
Backofen auf 180 °C vorheizen und die Brownies circa 30 Minuten auf der mittleren Schiene backen.

Tipp

In den Teig 100 Gramm grob zerstoßene Schokostückchen geben. Wer mag, serviert die Brownis mit einem Esslöffel saurer Sahne.

Tiramisu mit Erdbeeren

Zutaten

4–6 Portionen

1 Packung Löffelbiskuit
500 Gramm Speisequark (Magerstufe)
500 Gramm Mascarpone
3–4 EL brauner Zucker
1 Schale Erdbeeren
3–4 EL Kakao
¼ – ½ l starker Espresso
optional: Amaretto

Zubereitung

Mascarpone, Quark und Zucker vermischen und glatt rühren.
Dessertform mit einer Lage Löffelbiskuits auslegen und diese mit Espresso und optional zusätzlich mit Amaretto tränken. Darüber eine 1–2 Zentimeter dicke Schicht Quarkmasse geben. Erdbeeren in kleine Würfel schneiden und auf die erste Schicht Löffelbiskuits geben. Wieder eine 1–2 Zentimeter dicke Schicht Quarkmasse auf die Erdbeeren geben. Anschließend eine Reihe getränkter Löffelbiskuits daraufgeben.
Den Abschluss bildet eine weitere Schicht Quarkmasse, die dann mit Kakao bestreut wird. Eventuell übriggebliebene Erdbeeren können zur Dekoration verwendet werden.

Tipp

Anstelle der Erdbeeren eignen sich auch Himbeeren sehr gut. Einen Teil des Espressos kann man durch Amaretto ersetzen, falls keine Kinder mitessen.

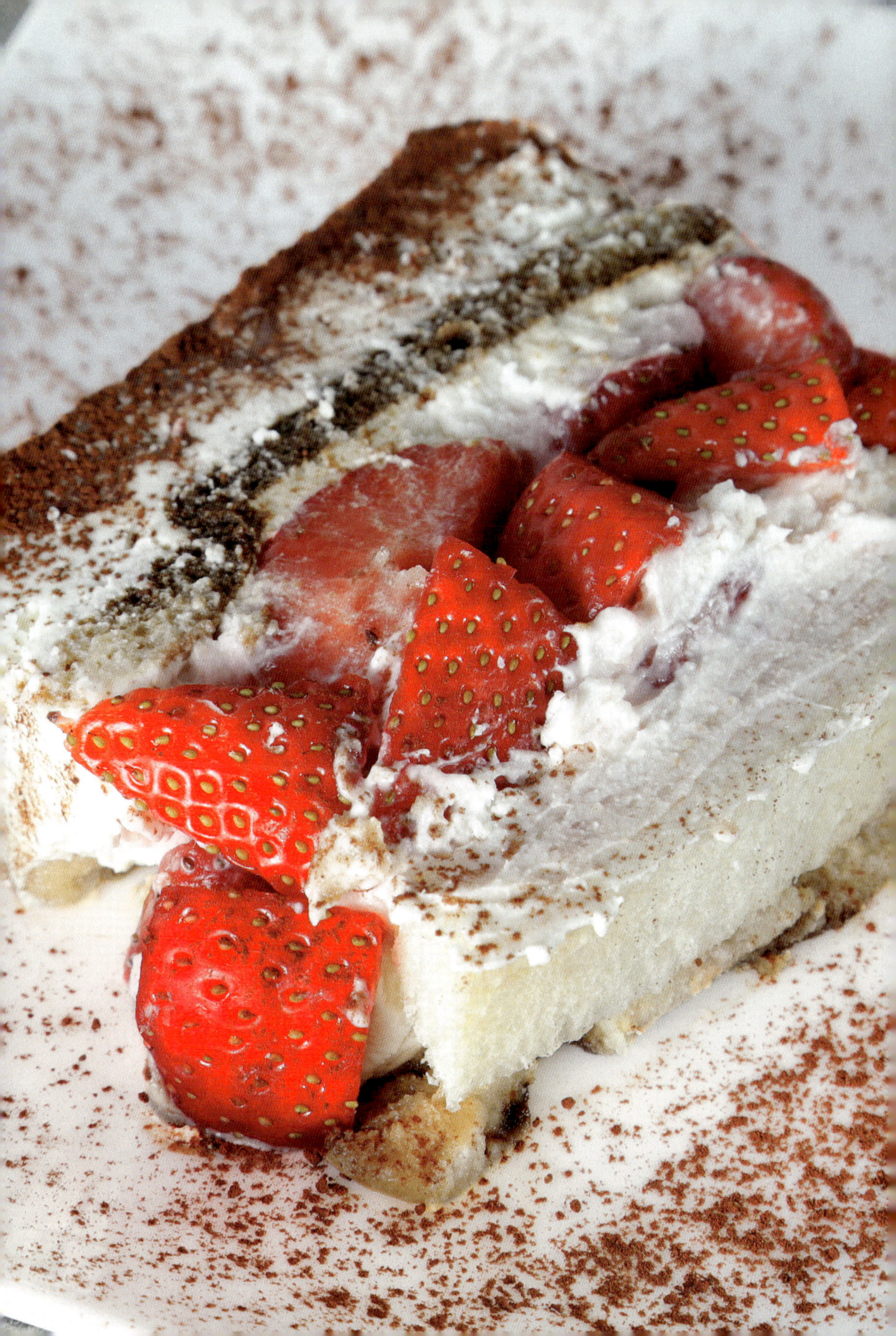

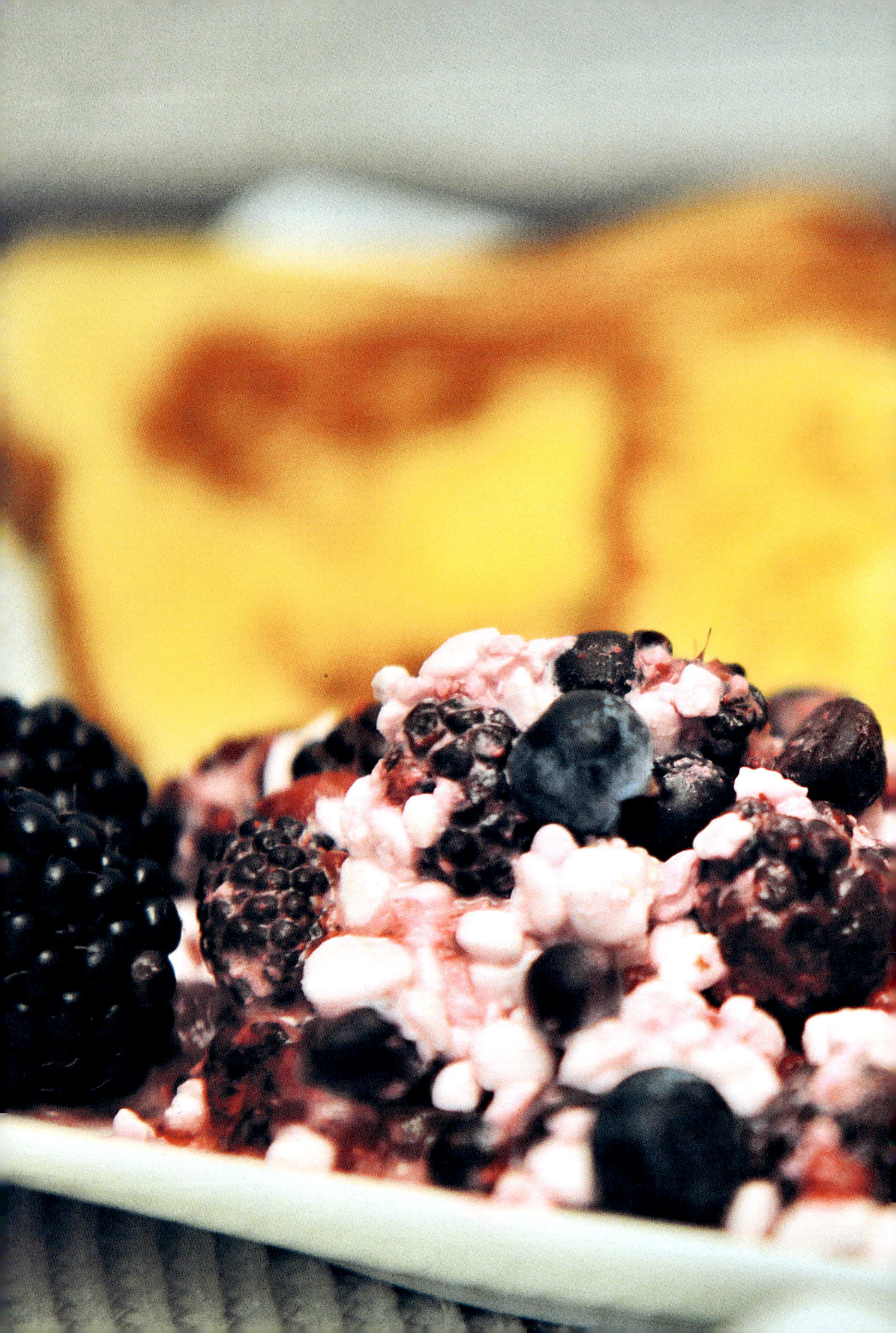

French Toast mit Früchten und körnigem Frischkäse

Zutaten

2 Portionen

4 Scheiben Weizen- oder Vollkorntoastbrot
2 Eier
200 ml Milch
Salz
1–2 EL Sonnenblumenöl oder Butter
250 g frische oder gefrorene Beeren
200 g körniger Frischkäse

Zubereitung

Toastbrotscheiben goldgelb toasten.
Eier mit Milch und Salz verrühren und die Toastscheiben darin wenden.
Öl oder Butter in der Pfanne erhitzen und die Toastscheiben 3 Minuten pro Seite goldgelb ausbraten.
Früchte mit dem körnigen Frischkäse vermengen und ggf. mit braunem Zucker abschmecken. Als Beilage zu den French Toasts reichen.

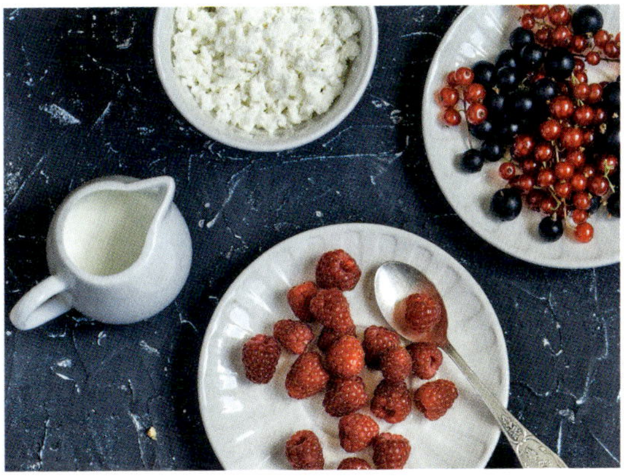

Grießbrei mit gekochten Beeren

Zutaten

4 Portionen

1 l Milch
100 g Hartweizengrieß
Salz

optional
1–2 EL brauner Zucker
1 Ei
1 TL Butter
250 g gemischte Beeren
(frisch oder gefroren)

Zubereitung

Die Milch mit dem Salz und ggf. mit 2 Esslöffeln braunem Zucker unter Rühren aufkochen. Den Hartweizengrieß unter Rühren nochmals aufkochen lassen, dann den Topf vom Herd nehmen. Circa 5 Minuten ziehen lassen.
Die Früchte aufkochen und über den Grießbrei geben.

Tipp

Zimt oder eine Zimt-Zucker-Mischung eignen sich sehr gut zum Abschmecken.

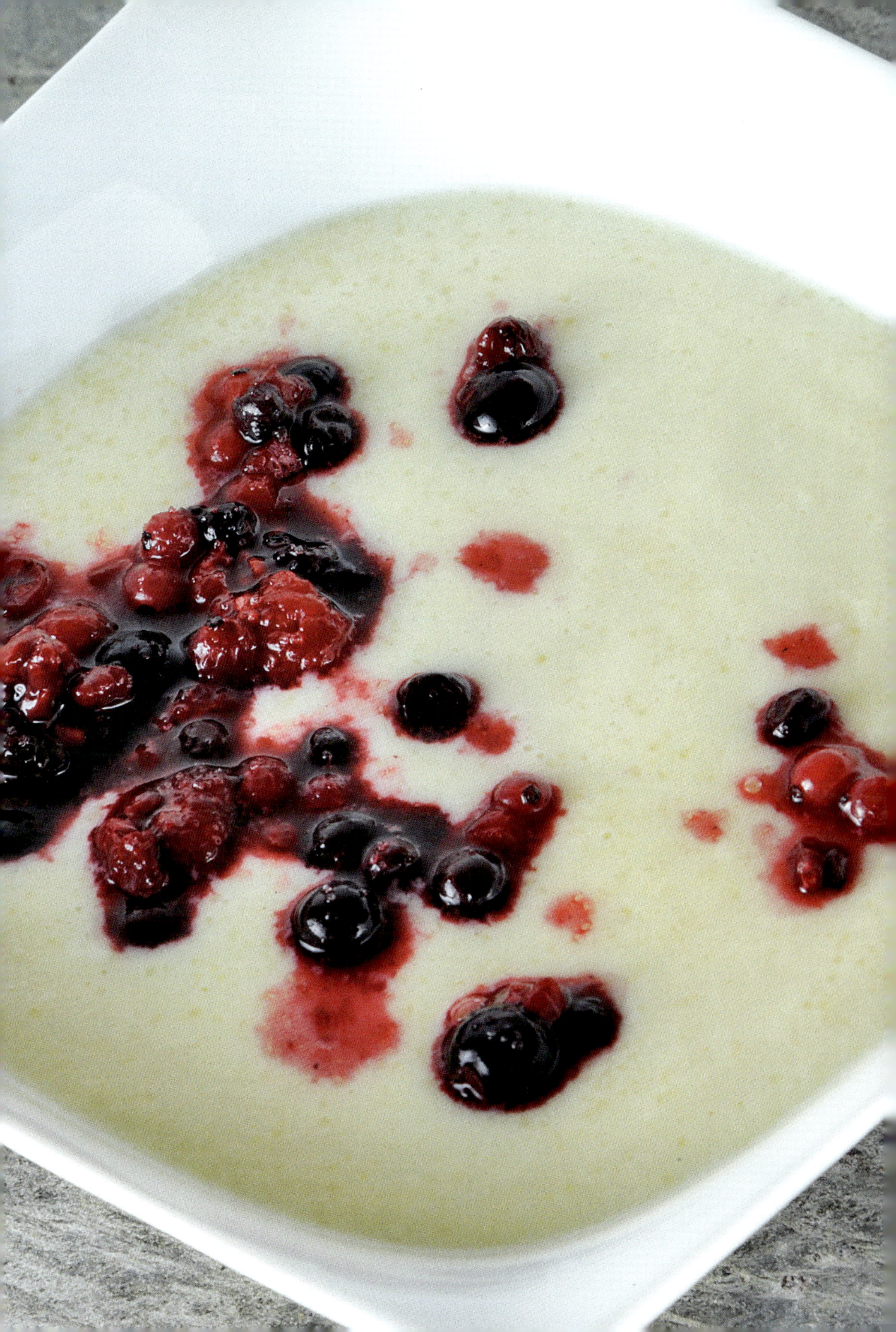

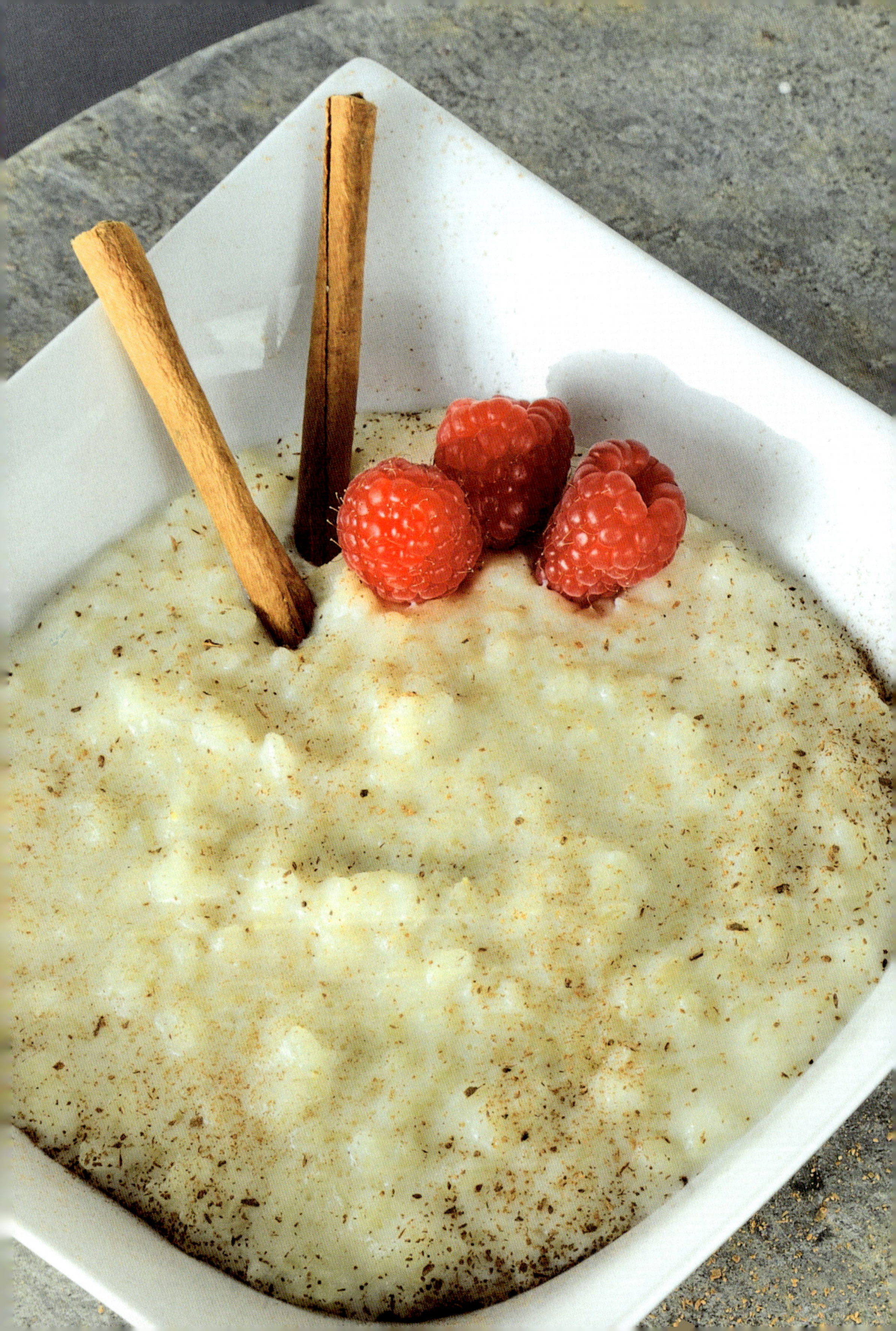

Milchreis

Zutaten

2–4 Portionen

1 l Milch
Salz
1 EL Zucker
1 EL Rosinen
175 g Milchreis

Zubereitung

In einem Topf Milch, Salz, Zucker, Rosinen und Reis zum Kochen bringen, die Temperatur etwas runterdrehen und den Reis langsam ausquellen lassen.

Tipp

Noch warmen Milchreis mit Zucker und Zimt bestreuen. Auch Apfelmus oder frische Früchte passen sehr gut dazu! Den Milchreis kann man auf Vorrat herstellen und im Kühlschrank aufbewahren.
Eignet sich sehr gut als Regenerationsmahlzeit oder circa 45 Minuten vor einer Einheit.

Schupfnudeln mit frischen Früchten

Zutaten

2–3 Portionen

200 g Kartoffeln (mehlig kochend)
3 EL Mehl
1 Eigelb
Salz
2 EL Sonnenblumenöl

frische Früchte
(1 Handvoll Himbeeren,
Blaubeeren und Brombeeren)
1–2 TL Zimt-Zucker-Mischung

Zubereitung

Die Kartoffeln mit der Schale abgedeckt so lange kochen, bis die Kartoffeln komplett weich sind. Schale entfernen und Kartoffeln durch die Kartoffelpresse drücken. Mit dem Mehl, Eigelb und Salz vermengen.
Aus dem fertigen Teil fingerförmige Nudeln formen und im erhitzten Sonnenblumenöl goldgelb anbraten.
Die gewaschenen Früchte zusammen mit den Schupfnudeln auf dem Teller anrichten und mit der Zimt-Zucker-Mischung bestreuen.

Tipp

Der Schupfnudelteig kann sehr gut mit Muskat abgeschmeckt werden.
Es können natürlich auch andere frische Früchte verwendet werden. Anstelle der Zimt-Zucker-Mischung eignen sich auch Puderzucker und/oder geröstete Mandelsplitter.

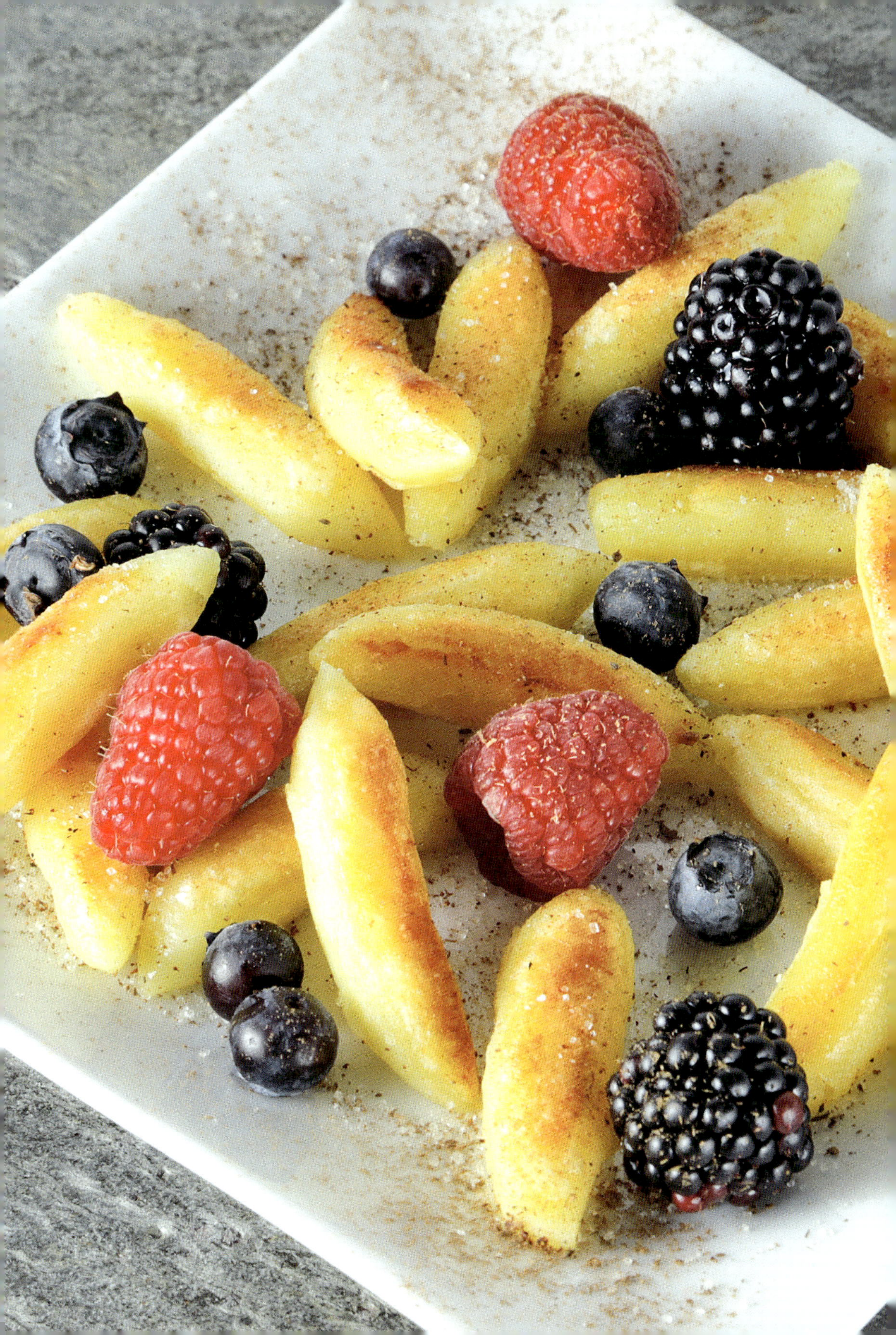

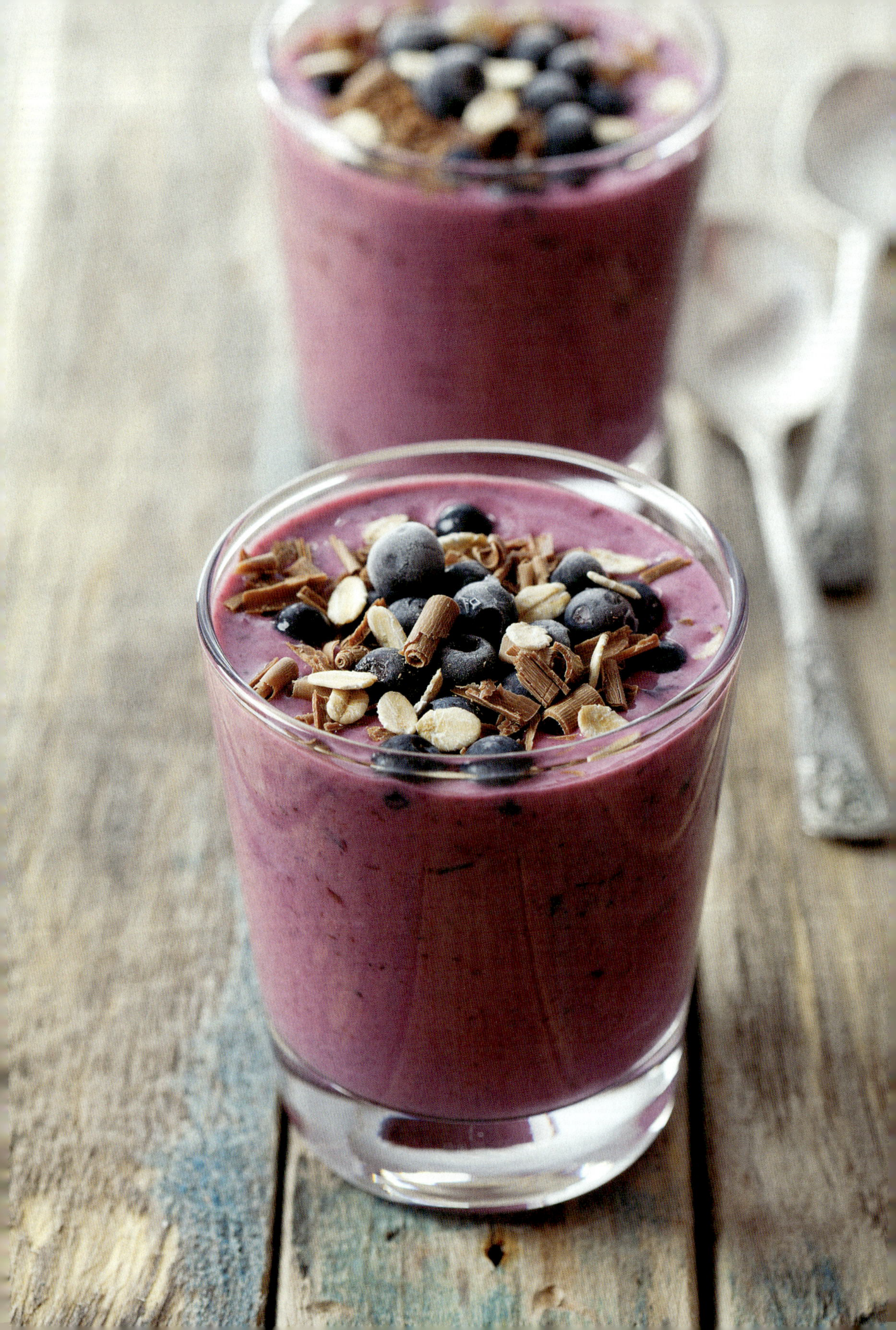

Smoothie

Zutaten

2–3 Portionen

400 g gefrorenes Obst nach Wahl (z. B. gemischte Beeren, Himbeeren, Erdbeeren, tropische Früchte)
½ Liter Sojamilch

Dekoration
nach Belieben:
frische Früchte, z. B. Blaubeeren, Himbeeren, geviertelte Erdbeeren, Physalis (Lampionfrucht)
Schokostreusel oder Schokoladenborke
kernige Haferflocken
frische Minze

Zubereitung

Die gefrorenen Früchte eventuell 20–30 Minuten antauen lassen oder gefroren verwenden. Zusammen mit der Sojamilch in einem Mixer oder mit dem Pürierstab pürieren und in Gläser füllen. Frisches Obst zuvor waschen und ggf. zerkleinern. Nach Belieben dekorieren!

Tipp

Zartbitter-Schokostreusel oder Schokoladenborke sind das perfekte Finish und stillen mit weniger Zucker das Verlangen nach Süßem und Schokolade!

Haftungsausschluss

Die Trainingshinweise, medizinischen Informationen und sonstigen Empfehlungen stellen die Meinungen und Erfahrungen der Autoren dar. Sie haben diese nach bestem Wissen und Gewissen überprüft. Die Anleitungen können jedoch eine Trainingsbetreuung und / oder eine individuelle medizinische Beratung nicht ersetzen. Weder die Autoren noch der Verlag oder sonstige beteiligte Firmen, Personen oder Institutionen können deshalb für eventuelle Schäden, die aus den im Buch gegebenen Hinweisen hervorgehen könnten, eine Haftung übernehmen.

Bildnachweis

Umschlagvorderseite: dreamstime.com (Citalliance), Julian Schiemann, Frank Wechsel
Umschlagrückseite: Julian Schiemann, dreamstime.com (Juananbarros), Jorgen Melau
Daniel Eilers: S. 5, 6;
dreamstime.com: S. 9 (Okkijan), 11 (Juananbarros), 12 (Katseyephoto), 13 (Bargotiphotography), 14 (Sumnersgraphicsinc), 16 (Morganlane), 17 (Izf), 20 (Studio29ro), 22 (Plastique1), 24 (Draghicich), 26 (Ignatius11), 27 (Tashka2000), 28 (Gstockstudio1), 32 (Dream7904), 34 (Alexpro9500), 38 (Luis Carlos Jiménez), 42 (Eraxion), 43 (Baibaz), 44 (Boggy), 45 (Ammentorp), 46 (Anaumenko), 49 (Ralukatudor), 50 (Aliasemma), 52 (Aremac; Glevalex), 56 (Angelbi), 57 (Martinmark), 59 (Inspireme), 60 (Bvdc), 62 (Anaumenko), 63 (Pavel1964), 64 (Urfingus), 65 (Rihardzz), 66 (Bit24), 67 (Tycoon751), 70 (Piccianeri), 71 (Peterlakomy), 72 (Robwilson39), 73 (Juliasudnitskaya), 79 (Annilein), 87 (HandmadePictures), 105 (Peteer), 112 (Dlecic), 124 (Piliphoto), 146 (Margouillat), 151 (Okkijan), (Juliasudnitskaya);
Michael Rauschendorfer: 15;
Frank Wechsel: 23, 36, 54;
Ingo Kutsche: 35;
Implenia (André Springer): 41;
Susanne Buckenlei: 58;
Julian Schiemann: 68, 74–78, 81–86, 89–102, 106–110, 113–122, 125–145, 149–150, 153–157

Impressum

Bibliografische Information der Deutschen Nationalbibliothek
Die Deutsche Nationalbibliothek verzeichnet diese Publikation in der Deutschen Nationalbibliografie; detaillierte bibliografische Daten sind im Internet über http://dnb.d-nb.de abrufbar.

Projektleitung: Anna Gutjahr
Redaktion: Fabian Fiedler, Melina Metzig-Lotter, Dr. Lena Vogt
Layout und Satz: Sünje Carstensen

Printed in the Czech Republic
ISBN 978-3-95590-038-0
www.spomedis.de